整合医学影像与管理

——前沿与探索

陈智毅 / 主编

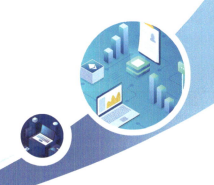

湖南大学出版社
·长沙·

内 容 提 要

本书立足于新时代跨学科研究背景下医学影像的整合发展趋势，分别从绪论，整合医学影像的总体思路、跨学科人才培养、科研与教学、前沿数字医疗五个部分，系统阐述整合医学影像与管理的概念、意义、重要性、关键要素、应用现状及发展前景。本书的编写是一次对整合医学、医学影像及整合医学影像的全方位探讨与经验总结，旨在完善医学影像学科前沿发展体系的理论基础，为各医学影像中心、医学影像科等相关科室的建设提供理论参考和指导依据。

本书可供医疗机构医学影像学科骨干人员，以及对医学影像领域感兴趣的医学或管理专业人士参考阅读。

图书在版编目（CIP）数据

整合医学影像与管理：前沿与探索 /陈智毅主编

长沙：湖南大学出版社，2025.1. -- ISBN 978-7 -5667-3968-1

I. R445

中国国家版本馆CIP数据核字第20248VY345号

整合医学影像与管理——前沿与探索
ZHENGHE YIXUE YINGXIANG YU GUANLI —— QIANYAN YU TANSUO

主　　编：陈智毅
策划编辑：张源源
责任编辑：尹磊
印　　装：长沙雅捷印务有限公司

开　　本：787 mm×1092 mm 1/16		印　张：11.5	字　数：228千字	
版　　次：2025年1月第1版		印　次：2025年1月第1次印刷		

书　　号：978-7-5667-3968-1
定　　价：59.80元

出 版 人：李文邦
出版发行：湖南大学出版社

社　　址：湖南·长沙·岳麓山　　　邮　编：410082
电　　话：0731-88822559（营销部）　88821174（编辑室）　88821006（出版部）
传　　真：0731-88822264（总编室）
网　　址：http://press.hnu.edu.cn
电子邮箱：pressjzp@163.com

编 委 会

主 编

陈智毅　　长沙市中心医院（南华大学附属长沙中心医院）

参 编（以姓氏拼音为序）

杜 萌　　南华大学

彭迎奥　　南华大学

苏韩英红　南华大学

谭浅浅　　南华大学

左 欢　　南华大学

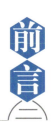

当前科学技术快速发展、跨学科交流盛行，医学影像学科凭借其较强的学科融合属性也得到快速发展。不断探索影像与不同学科领域间的交叉整合，是推动医学影像学科可持续发展的一种新范式。医学影像的整合，不仅是技术层面的累加，更是医疗模式与理念的深刻变革——它要求我们跳出传统思维框架，拥抱学科集群化，专科中心化，产品及服务数字化、智能化，通过跨领域合作与创新，共同塑造一个更加智能、协同的学科发展新生态。

医学影像学科建设，贵在整合、赢在整合、重在管理。本书的主编团队二十余年来坚持以医学影像为核心，探索医学影像与多学科共同发展道路，积极开展多元化的学科交叉研究及学科建设管理工作，逐步形成"整合医学影像"的理念，并在发展的过程中不断完善、修正，最终将其融入学科建设、新技术研发、人才培育、专业管理、科室管理等多个层面。本书正是立足于医学影像领域现状，结合主编团队的建设发展经验，以及国内外最新的管理理念与案例编撰而成。

全书共分为五章，第一章从整合、整合医学及整合管理的角度，分析整合医学影像产生的背景与基础；第二章围绕整合医学影像的具体建设内容，阐述其建设思路、建设目标及建设优势；第三章重点关注医学影像跨学科人才培养的整合思路；第四章探讨科研与教学在整合医学影像背景下的新发展及推动作用；第五章则通过医学影像与数字医疗结合案例分析的方式，直观地展示整合医学影像在真实场景中的应用及其发展前景。

从单一学科发展到多学科共荣，从基础研究到临床／产业转化，唯有整合是不变的原则。本书是主编团队多年探索与实践的结晶，更是对医学影像学科在时代变革背景下如何更好发展的思考。我们期待与广大学者、研究人员及学科建设工作者一道，共同书写整合医学影像管理与发展的新篇章！

编　者

2024 年 10 月

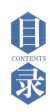

目 录
CONTENTS

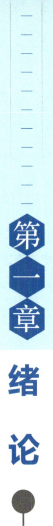

第一章

绪 论

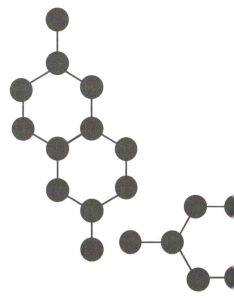

2023年9月，习近平总书记在黑龙江考察调研期间首次提到"新质生产力"，它代表了以创新为主导的新发展理念，其深刻内涵在于强调守正创新，强调发展方式及路径要在技术、运作、管理、制度等多个层面及时调整更新，从而保证能够持续匹配先进生产力的发展要求。新质生产力对医学影像学科的建设发展有良好的指引作用。近年来，与大数据、人工智能等新兴技术的交融，使得医学影像成为医学领域汇聚创新要素、激活创新动能的关键学科之一[①]。在临床诊疗的角色定位方面，医学影像已经由传统的临床辅助手段，逐步发展成为一门集诊疗于一体的综合性学科，其技术被广泛应用于体检、疾病筛查、诊断与鉴别、精准治疗、疗效监测及预后评估等多个方面，在人民健康卫生管理及保障方面发挥日益重要的作用。

在此背景下，医学影像的学科整合与管理整合显得尤为必要。首先，从学科角度来看，整合要求打破以往医学影像科室间的"技术孤岛"状态。这种影像技术间的融合不仅能拓宽影像技术的医学应用场景，实现信息的互补增强，同时也能极大地提升诊断精度与治疗效率，符合现代医学精准化、个体化的发展趋势。其次，在管理层面，整合意味着要构建更加灵活高效的管理体系，以适应多学科交叉合作的新常态。这要求医疗机构不仅要更新管理模式，确保资源的最优配置，还要在人才培养、科研创新、医疗服务、流程设计等方面进行全面改革，以应对影像医学数字化、智能化转型带来的挑战。

事实上，2000—2010年间"大影像"概念的提出及发展过程中可初步窥见整合医学影像的雏形。"大影像"主要涉及影像科、介入科、超声医学科以及核医学科，其特点在于影像医学与核医学专业内各个下设方向的相互融合、互通有无[②]，通过差异互补、联合分析，为疾病诊疗提供多方位、高精准度的信息支持[③]。然而，局限于各影像学科间的整合显然远远不够，尤其是数字化影像变革的到来，给影像技术的发展、人才的培养、机构科室的管理模式及医疗过程的改进带来了新的思考和发展机遇。

本章将从整合医学、整合管理、整合医学影像与管理等概念、理念以及发展历程等方面，引导读者探索整合医学影像与管理的由来、发展情况及前沿进展，帮助读者理解医学影像的发展趋势、技术特点和应用价值，从而深入讨论医学影像与管理的整合模式。

---

① 王振常.重视数智技术创新，培育影像医学新质生产力[J].兰州大学学报（医学版），2024，50（03）：1-2+13.
② 关文华，韩焱，周金金，等.多学科协作治疗模式对影像医学与核医学教学的影响[J].医学理论与实践，2017，30（02）：187-188+190.
③ 杨振兴，吕铁钢，金凤，等.基于"大影像"学科下MDT模式在影像学专业研究生培养方式中的研究[J].内蒙古医科大学学报，2018，40（S1）：405-407.

第一节
整合医学与整合管理

一、整合的概念

整合的思路可以简要概括为一个或多个的"1+1＞2"，即通过有效地组合或重组，提出最优的问题解决方案，并进行持续优化完善[①]。整合作为一个多维度的概念，在不同行业与领域中均能体现其价值，这里主要涉及几个层面：一是资源整合，常见的包括土地、资本、劳动力等基础生产要素的整合，以优化资源配置，提高生产效率；二是产业整合，通过不同产业间的协同发展，促进产业链延伸或升级，提高产业整体竞争力；三是区域整合，即促进区域范围内的一体化发展。在当前时代，为实现高质量发展的目标，各方都在全球范围内整合资本、市场、资源、科技、人才等一切要素[②]。

整合在各行各业都不乏成功案例。以电子商务（简称"电商"）行业为例，资源整合在电商领域表现为多种形式的合作与协同，包括强强联合、收购兼并、异业联盟、上下游资源整合、营销推广联盟、能力资源整合、信息资源整合、联合采购、联合仓储租赁、联合培训、联合公益活动、线上线下结合以及客户资源整合等（见图1-1）。上述整合的核心在于通过共享资源、优势互补、降低成本、扩大市场影响力、提升运营效率、增强竞争力，以及履行社会责任，从而实现企业间的共赢和整个行业的健康发展。资源整合使企业能够聚焦于自身核心竞争力，利用合作伙伴的专长和资源，共同创造更大的商业价值和社会价值，而这些方面的整合都为医学学科间的整合提供了模式上的借鉴价值。

当下是各行各业相互融合、共享共赢的时代，整合在社会各行各业中具有深远的

---

① 彭成山.EMBA前沿管理方法 整合管理［M］.北京：中国言实出版社，2003.
② 徐旭.整合发展 如何做强做大企业的学问［M］.北京：中国经济出版社，2004.

意义和巨大的价值。医学领域在长期的发展中，逐渐出现专业过度细分、诊疗策略制定缺乏整体观的问题，所带来的矛盾在整合医学发展的背景下日益凸显。通过整合的理念引导学科发展的趋势，正是当代医学研究学者们交出的一份应对方案。医学的整合旨在改变近年来由于固有"器官医学"思维理念所导致医学各级学科过度细化、学科割裂分离的困境，从而有效实现资源共享、统一筹划和再分配管理，真正贯彻"以病人为中心"的服务理念。

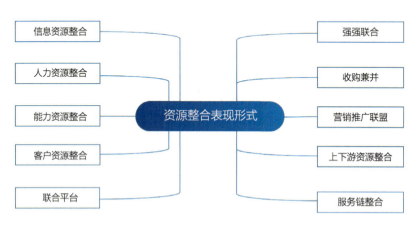

图 1-1　电商行业资源整合的表现形式

二、整合医学概述

（一）整合医学的概念及内涵

整合医学是一种医学知识论，旨在研究医学知识的本质特征和形成方法，指导医学相关人员正确研究和防治疾病，利用现有医学知识创造更高层次的医学知识体系。2012 年，时任第四军医大学校长的樊代明院士是率先提出"整体整合医学"（holistic integrative medicine，HIM）概念的人[①]，即指从人的整体出发，整合医学各领域最前沿的理论知识和临床各专科最有效的实践经验并有效修正、调整，使之成为更加符合、更加适合人体健康和疾病治疗的新型医学体系[②]。整合医学强调以复杂系统思维为基础，全面而系统地理解生命与健康，细至微观，广达全局。

整合医学的理念及策略是对当前医疗领域利弊得失的深刻反思，以及面对健康

① 樊代明 .HIM：走向医学发展新时代：在沈阳医学院学术报告会上的讲话摘要［J］.沈阳医学院学报，2017，19（02）：81.

② 樊代明 .HIM，医学发展新时代的必由之路［J］.医学争鸣，2017，8（03）：1-19.

挑战作出的积极回应。在现代医学日益细分、技术设备日新月异、健康需求日益多元化的背景下，医疗改革加速推进，整个医疗卫生行业展现出蓬勃的发展动力和日益明显的分化趋势。专业化、技术化、信息化、产业化、集团化和移动网络化等趋势使医疗服务在规模和结构上均发生了显著变化，地区间的资源优势分布不均现象也越发突出。精准医学、转化医学、可穿戴技术、大数据、云计算、生物技术、基因治疗、智能机器人诊疗等前沿技术不断涌现，驱使医疗机构不断引入新技术以提供更优质的医疗服务。然而，这也带来了资金、材料和人力成本的显著增加，同时也加剧了优势医疗资源分布的不平衡。面对这样的医疗现状，整合医学的智慧就显得尤为重要①。

近年来，国家开始发布相关政策指引和措施，"整合"是其中的关键词。例如，2023 年 3 月中共中央办公厅、国务院办公厅印发的《关于进一步完善医疗卫生服务体系的意见》指出，到 2035 年，我国应当形成体系完整、分工明确、功能互补、连续协同、运行高效、富有韧性的整合型医疗卫生服务体系。关于"整合型医疗卫生服务体系如何建设"这一问题，《深化医药卫生体制改革 2024 年重点工作任务》文件中明确提出要"以人才和信息化为支撑"，其核心在于整合资源、上下联动。2024 年 6 月，百名院士和百名医科大学校长 / 院长联名签署《整合医学宣言》。樊代明院士介绍，《整合医学宣言》是对医学发展及其理论的自觉和反省，也是对医学发展中高层次的回归和纠偏，更是传统观念的转变和既存思想方法的调整。

（二）整合医学的国内外研究现状

西方"整合观"起源较早，如 17 世纪西方"整体论"的哲学思想，可谓是现代整合医学的思想来源。1950 年，美国凯斯西储大学医学院开展了"以器官系统为基础"的课程改革，即对医学类课程依照器官系统、形态与功能进行重新设置。20 世纪 80 年代后期，《柳叶刀》杂志期刊上刊登的名为 *Complementary medicine in the United Kingdom*（《英国的补充医学》）的文章引起广泛关注；1996 年，美国正式建立"整合医学委员会"（American Integrative and Holistic Medical Committe），该事件也成为了国际上整合医学发展的重要里程碑②。

我国对医学整合的探索实践相对较晚。2009 年 11 月，国内首届"医学发展高峰论坛——医学整合"会议举办，提出医学整合是包括临床学科的整合、临床医学与基

---

① 樊代明 . 整合医学：理论与实践 3 [M].2018.
② 李莉蓉，朱大龙 . 近年来国内外整合医学的研究热点与趋势 [J]. 医学与哲学，2023，44（14）：25-30.

础医学的整合、临床医学与公共卫生及预防医学的整合、医学与人文的整合。2012年，樊代明院士组织举办"整合医学高峰论坛"，对我国整合医学的发展蓝图进行了描绘。自此以后，国内相继发表《整合课程教学在医学教育中的历程与展望》《整合医学初探》《整合医学再探》《整合医学纵论》（*Holistic Integrative Medicinem*，*HIM*）《医学发展新时代的必然方向》等系列成果，对整合医学的建设思路、方法及建设模式展开了持续深入的探索及体系更新，引起了国内外的强烈反响（见图1-2）。如今，整合医学早已不仅仅局限于"医学"范畴，而是扩展到医学相关领域学科，包括人文社科、哲学、医院管理学等，其体系及内涵得到进一步完善[①]。

目前，国内外对整合医学的研究大体可分为三个方向：一是临床疾病的整合式诊疗，即纵向上依照疾病发生发展规律，整合疾病"防、筛、诊、治、康"多个环节，横向上探讨"多学科会诊"整合模式在提高诊治效能及个性化医疗水平中的意义；二是医学教育的课程及教学模式的整合，例如将医学基础课程融入公共卫生专业课程，将生物医学工程、人工智能课程融入临床医学专业课程，从"医学内部横向整合"到"基础—临床并轨"，从"先理论再实践"到"理论、实践、教学一体"，循序渐进，最终发展为整合医学背景下的新型教学模式体系；三是以转化理念为主导的行业体系整合，在基因组学、蛋白质组学等高通量技术发展背景下，深入开展疾病机制及新型医疗设备、技术研发，推动科学技术从实验室走进真实临床。

（三）整合医学的理论体系

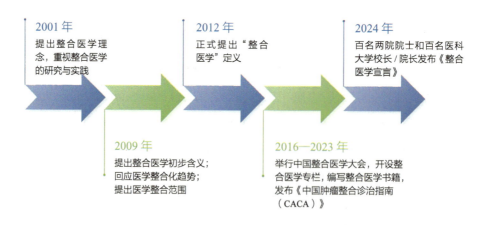

图1-2　我国整合医学的发展进程

---

① 赵美娟.从哲学视角看：整合医学之"整合"意味着什么[J].中国医学伦理学，2017，30（06）：670-675.

在整合医学的理论框架下，整体观、整合观和医学观相互交织、互为支撑，共同构成了一个完整而紧密的理论体系（见图1-3）。

首先，整体观强调将人视作一个复杂而完整的系统，而非孤立的各个部分之和。在这一观念的指引下，医生需全面考虑患者的生理、心理和社会角色等多个维度，从而更准确地把握病情，制定更具针对性的治疗方案。其次，整合观强调将医学领域的各类知识、技术和方法进行有机融合。这意味着医生需要跨越学科界限，综合运用多种手段和方法，以实现治疗效果的最大化。同时，整合观还注重将医学研究的最新成果和临床实践经验相结合，不断推动医学理论和实践的创新与发展。最后，医学观是准则和价值观，强调了医学的本质和使命。医学不仅是一门科学，同时也应包含艺术和人文关怀。因此，医生在诊疗过程中，需充分尊重患者的需求和感受，关注其生活质量和心理健康，以实现全面、人性化的医疗服务。将整合医学的"整体观、整合观和医学观"三者有机结合起来，才能推动整合医学的不断发展和完善。

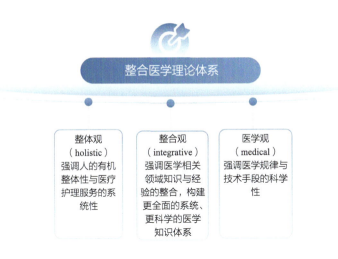

图1-3　整合医学理论体系组成

（四）多学科整合对医学发展的意义

2015年，国务院印发《统筹推进世界一流大学和一流学科建设总体方案》，标志着我国高等教育改革与发展进入新阶段[1]。与传统医学"就医论医"不同，新时代背景下的医学学科更强调学科内与学科间的整合。这种创新的医学学科发展模式，将

---

① 王战军，杨旭婷.世界一流学科建设评价的理念变革与要素创新［J］.中国高教研究，2019（03）：7-11.

有助于快速推动我国一流医学学科建设进程。

1. 以多学科整合为核心，推进学科体制改革

多学科整合的重要任务之一，是各个学科围绕总体发展目标开展多维度的资源整合。医学学科积极开展体制改革，实施多学科整合模式及创新举措，有助于更好地适应新一轮科技革命和产业变革的要求。其内涵及形式多样，如临床广泛倡导的"多学科团队诊疗"，由不同专业领域的专家在特定时间，围绕疾病病种展开临床诊疗策略讨论，属于典型的多学科综合治疗模式①。近年来国内医院学科群建设的兴起，通过打通各学科间的壁垒，促进各学科间相互交叉、渗透和联合，夯实优势学科品牌，有助于快速提升医院核心竞争力。

2. 以多学科整合为思路，拓展学科新增长点

医学学科建设应找准新的增长点再发力，而重大的突破往往发生于多学科交叉融合领域。多学科整合的重要内涵之一就是通过不同学科、不同理论体系的碰撞，挖掘新的事物，产生新的发现。加强"医－工、医－化、医－理"等学科的多维整合，是目前一流医学学科创新发展的主要策略，如以材料科学与工程学科为牵引，联动临床医学形成新的临床技术和设备；推动化学和临床医学的整合，制备具有靶向递送或多模态诊疗功能的分子探针等②。

3. 以多学科整合为指导，创新医学人才培养

创新型医学人才培养是学科建设的关键，根据整合学科不同、目标导向不同、体制机制不同，基于多学科整合的新型医学人才培养模式必然是多样化的。例如，从医学与其他一级学科的整合来看，计算机科学联合临床医学开展人工智能大数据研究及组学分析是热门研究方向之一。美国斯坦福大学根据不同的人才培养目标，制订了一套人工智能多元化导向人才培养方案，在实现按需培养、优化资源配置的同时，持续激发科研人员的创新意识③。而从医学各二级学科间的整合来看，促进学科间交叉融合是当下复杂多变的形势下国际医疗卫生发展的必然趋势，凸显了对于培养兼具疾病控制、卫生监督、预防保健能力的复合型预防医学人才的重要需求④。

---

① 毛一晴，康定鼎，张博文，等. 国内外多学科团队诊疗模式研究进展 [J]. 中国医院，2022，26（03）：18-21.
② 周建华，周张凯，李雪萌，等. 以"理-工-医"交叉融合实现源头创新：生物医学工程交叉学科研究生培养实践探索 [J]. 化学教育（中英文），2019，40（16）：75-80.
③ 杨茜茜，顾天翼，钱小龙. 美国斯坦福大学人工智能人才培养特征研究 [J]. 开放学习研究，2019，24（05）：40-47.
④ 李莹，关鹏，王瑛，等. 地方高等医学院校应用复合型公共卫生人才培养的探索与思考 [J]. 医学教育研究与实践，2021，29（03）：355-358.

三、整合管理概述

管理指的是在组织当中，通过执行计划、组织、协调、控制等职能，协调他人与自身共同达成既定目标的活动过程，讲究的是如何实现有限人力、物力、财力、信息、技术等资源的高效运用。然而，若将这些资源的物质实体简单并列，而独立研究其中的某一种，则容易出现强调主导性而忽视多维性，或强调多维性而忽略主导性的问题，最终导致研究结果的片面化或绝对化，与管理的初衷背道而驰。

整合管理（integrated management）常见于企业管理中。从宏观上讲，整合管理实际上就是一个产业结构优化、资源重新配置的过程。整合管理的概念既有所区分又相互联系，必须认清各不相同的问题。例如，行业性收购兼并可被看作产业整合，企业基于战略选择的生存方式而进行的基于价值链的能力与竞争的整合，以及企业内部的资产重组、资源重新配置与内部管理调整相关的整合等。

在组织实现预期目标的过程中，系统地考虑影响管理效果的各个要素，从组织内部的人员配置、目标设定、活动规划到资源分配，再到外部的市场动态、政策环境、经济形势和技术发展等，对这些要素进行整体设计、系统计划及系统控制，以确保预期目标的实现，这就是整合管理的实践。

整合管理不仅可以应用在企业中，也可应用于医院、科室、科研团队以及学科建设中。应用整合管理的理论对学科发展实施管理，即在学科内部建立一个系统化、规范化的管理体系，更强调学科在临床实践、人才培养、科研创新与教育教学等多维度的综合性管理策略，以促进资源的高效配置、知识的跨界交流与技术的协同创新，从而全面提升学科的诊疗服务能力及业界影响力。将整合管理的先进理念巧妙地运用到医学影像学科建设与管理中，能够对该学科的相关要素进行精心的优化配置以及协调管理。通过有效的整合管理策略，可以在提升学科诊治水平及技术创新的同时，培育创新型医学人才，加速医学相关科研成果的转化应用，推动医学知识的前沿探索与教学内容的实时更新，从而为学科的可持续发展奠定坚实基础。

第二节

医学影像学的发展历程

医学影像诊断的原理，是借助于某种介质（如 X 射线、电磁场、超声波）与人体相互作用产生能量变化，并将能量信号转换为图像信号，使人体内部组织器官结构、密度能够以影像方式呈现及可视化，进而反映人体健康状况。1895 年伦琴发现 X 射线是医学影像发展的里程碑事件，在此之后分别诞生了 X 射线成像、磁共振成像、超声成像、核医学诊疗技术等。各类影像技术不断发展完善、更新换代，形成现在的医学影像学。

一、医学影像技术的演进

医学影像的发展是一段创新与突破的历程，也是体现不同学科整合并实现技术进步的过程。在这一过程中，生物学、物理学、计算机科学等多个学科在医学影像中得到了广泛整合与应用，使得医学影像由原来的模拟成像技术发展成为目前的数字化成像技术[①]，也推进了成像技术百花齐放的发展。基于成像原理对医学影像进行分类，可分为 X 射线成像、超声成像、计算机断层扫描（computed tomography，CT）、磁共振成像（magnetic resonance imaging，MRI）等，这些工具已成为许多疾病检测与诊断不可或缺的一部分。医学影像技术的发展经历了多个阶段，每个阶段都代表了技术的进步和应用的深化。

（一）初期阶段

这一阶段的影像技术主要围绕 X 射线成像开展，为医学影像学的发展奠定了基础。X 射线技术的引入彻底改变了医学诊断，使医生首次能够"透视"人体，观察骨

---

① 徐加利，岳亚茹，朱雪倩，等.规范医学影像检查申请单提升影像服务价值[J].中国继续医学教育，2020，12（30）：87-91.

骼结构，诊断骨折和其他一些疾病。胃肠 X 射线造影技术的提出（通过口服或灌注含钡对比剂来增强胃肠道影像），进一步扩展了 X 射线的应用范围。20 世纪初，放射性同位素技术的出现进一步推动了体内结构成像技术的发展。1942 年，英国心脏病专家保罗·伍德开发出心血管造影术，这项技术通过向血管注入放射性物质，再利用 X 射线观察血管内部的情况，为心血管病的诊断提供了突破性的进展。

（二）发展阶段

20 世纪 70 年代至 80 年代，医学影像技术经历了显著的飞跃，代表性的医学影像技术为 CT 与 MRI，为后续技术的融合与创新奠定了基础。CT 成像技术的出现，将 X 射线成像带入三维空间，极大地提高了诊断的精确度和细节识别能力。CT 技术是将 X 射线与计算机技术有机结合在一起，实现对组织、器官的多角度、多层次、多深度的检查，以满足临床对疾病全方位检测评估的需求，提高临床诊断的准确性。CT 成像技术在临床检验中能够展现病人体内的细小病变，是数字影像的一大进步，也是医学影像重大变革的直接体现。而 MRI 技术问世于 20 世纪 80 年代，其以无辐射、高分辨率的特点，尤其是对软组织成像的卓越性能，开启了医学影像的新篇章。

（三）成熟阶段

20 世纪 80 年代至 20 世纪末，医学影像技术进入了成熟和整合的时期。多模态成像技术，如正电子发射断层扫描（positron emission tomography，PET）与 CT 的结合（PET-CT），MRI 与超声的融合技术等，开始广泛应用，这些技术综合了不同成像方式的优点，为医生提供了更为全面和精细的诊断信息。同时，彩色多普勒超声、数字减影血管造影（digital subtraction angiography，DSA）等技术的发展，极大地提高了心血管系统的影像诊断水平。在这个阶段，医学影像技术还实现了与信息技术的深度融合，医院信息系统（hospital information system，HIS）和图像存档与通信系统（picture archiving and communication system，PACS）（见图 1-4）的广泛应用，推动了医学影像的数字化、网络化和远程医疗服务，极大地提高了工作效率和诊断质量。

（四）创新阶段

进入 21 世纪以来，医学影像技术进入了创新加速期，主要特征为强调跨学科的整合与技术创新，呈现智能化、精细化、多维度的发展方向。随着人工智能（artificial intelligence，AI）、大数据等技术的兴起，医学影像分析进入了智能化时代。医学影像因其数据以图像、视频为主，也成为了人工智能技术应用于医学的最佳落脚点，其应用范围也在不断扩展。从辅助病灶识别及勾画，到诊断分级及良恶性鉴别，再到结合病理的影像组学应用，以及结合工科的超声机器人技术，计算机科学技术与医学影像的强强联合，为提高诊断精度，降低因医师经验不足导致的漏诊、误诊率，减轻医生的工作负担等提供了更优的解决方案。未来，计算机科学还将在云端影像工作站、辅助医师培训等医疗服务与教学领域继续促进医学影像的发展，正如某知名学者所说的：AI 技术不会淘汰影像医生，但不会使用 AI 的影像医生将面临淘汰。

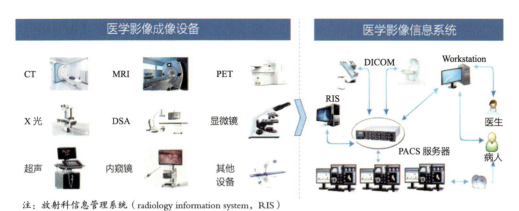

注：放射科信息管理系统（radiology information system，RIS）
　　医学数字成像和通信（digital imaging and communications in medicine，DICOM）

图 1-4　医学影像成像设备及影像信息系统

与检验医学、病理学相比，医学影像最大的特点是无创、简便、立体可视化。传统的医学影像主要从区分解剖结构、增强病变区域的显像信号等角度辨别病变特点。提高目标区域的成像分辨率和效能是医学影像技术发展的重要方向。随着分子生物学领域不断挖掘疾病在发生发展过程中的特异性标记物，化学合成及合成生物学领域研发出多种可增强成像信号的影像探针，分子影像学技术应运而生。顾名思义，与传统影像学反映组织、器官层面的解剖结构变化不同，分子影像学技术是一项主要通过构建与病理分子具有结合或特异性反应能力的影像探针，反映疾病发生发展过程的病理分子指标的表达情况，增强成像特异性及成像效能的技术[1]。随着技术的发展，分子成像已经可以实现细胞、代谢物、受体、分泌因子等级别的成像效果，为各类治疗效果监测提供有力支持。不仅如此，传统的分子成像也被认为是一种反映解剖状态的成像方式，而随着技术的发展，分子影像技术已经能够应用于脑神经功能网络、神经活

---

① 田新华，康志臣，刘建华 . 分子影像学研究进展 [J] . 中国实验诊断学，2013，17（08）：1543-1544.

动等功能成像场景。分子影像技术的发展，为疾病早期诊断提供了新的途径，也为手术操作提供了术中监测的新方法，为个性化、智能化和高效化的医疗服务奠定了基础。

医学影像技术的演进是一个不断创新和完善的过程。从最初的 X 射线成像到现在的多模态融合成像和人工智能辅助成像，每一个进步都显著提高了医学诊断的质量和效率（见图 1-5）。传统的影像学技术相对孤立、单一，且资源分散，这意味着医生们需要在不同的设备和技术之间切换，以获取患者全面的解剖及功能信息。随着科技的进步，现代影像学技术已转变为一个多元化、系统化且诊疗一体化的平台。如今，医生能够在一个集成的系统中获取和分析来自多种成像模态的数据，甚至可以利用人工智能技术实现不同模态影像的配准与重建。这不仅极大地优化了工作流程，还促进了更精准的临床决策，标志着医学影像领域向着更加智能、高效的方向迈进。

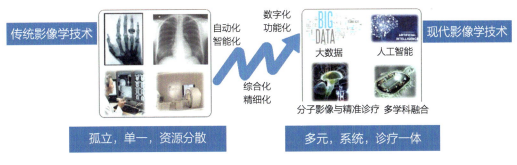

图 1-5 医学影像学技术发展趋势

医学影像的发展与物理、生物、计算机、数学、信息等学科息息相关。此外，医学影像相关科室是医疗机构中极为重要的平台科室，其发展趋势在很大程度上受患者以及医生的切实临床需求影响。而当下医学精准化的发展趋势方向，也引领了医学影像往快速、精准、高分辨、数字化的方向发展。2020 年，国务院修订通过《医疗器械监督管理条例》，提出要"将医疗器械创新纳入发展重点，对创新医疗器械予以优先审评审批"，"推动医疗器械产业高质量发展"。而 2022 年发布的《"十四五"医疗装备产业发展规划》中，更是将发展"新一代医学影像装备"的创新发展放在重要位置，特别要求"推进智能化、远程化、小型化、快速化、精准化、多模态融合、诊疗一体化发展"。这些政策不仅关注医学影像技术的创新与提升，还强调其在医疗服务体系中的重要作用，以及与其他学科的深度融合。医学影像在多学科的交叉融合、临床需求的驱动以及政策的大力支持下，在推动自身发展的同时，也为整个医疗行业的进步注入活力。

二、医学影像学的发展趋势

医学影像学集成了物理学、生物学、医学、计算机科学以及工程学等多个领域的知识和技术。随着医学影像技术的不断进步、整合，以及应用场景的不断拓展，医学影像学正朝着精准化、智能化、临床化、院前化和网络化等方向发展，为医疗领域带来更多创新和进步。

（一）精准化

精准化指的是医学影像技术朝着特异性、准确性和敏感性不断提升的方向发展。2015 年，美国启动了精准医疗计划。同年 2 月份，中国科技部召开国家首次精准医学战略专家会议，拟于 2030 年前投入 600 亿用于精准医疗。这代表了医学的发展导向开始从经验主义和循证医学模式，逐渐向精准医疗和循证医学相结合的模式过渡。

医学影像技术的发展极大地推动了精准医疗模式建立的进度，也推动影像医师更加深入临床、更加走近患者。可视化影像、3D 打印可以帮助临床医师制订治疗计划、模拟手术、进行术中导航及教学，使临床医师阅片更简单，术前准备更充分，这也有助于提高临床医师水平。医学影像结合病理诊断可对肿瘤是否存在基因突变以及突变位点作出判断和预测，还可对一些病变是否需要手术，以及治疗的效果、肿瘤的预后作出更准确的判断和预测，如判断肺部结节是否提前进行手术干预，预测表皮生长因子的突变率等，影像学结合信息科学及计算机科学可以为肿瘤治疗策略提供更精准的指引。此外，通过精准影像的方法，可在形态学没有改变的情况下发现人类肉眼难以发现的有效证据，提高治疗的准确度。在放疗方面，精准影像可以更加精准地勾画靶区，让放疗更加实时、高速、准确。

同时，患者对精准医疗的需求增加，也对医学影像诊疗提出了新的要求。首先，是精准度方面的要求。对患者而言，接受医学影像诊疗服务的首要目的是明确自己的病因，这样才能请求医生指导并定制下一步的临床诊疗策略。医学影像与计算机科学、分子生物学、材料科学等整合衍生的医学影像人工智能、分子成像等能够提高对疾病的识别准确率，甚至可以将疾病的诊断窗口提前，满足患者的需求。其次，是影像医学就诊服务体验方面的需求。排队时间长、检查过程烦琐、结果出具慢等都是影响患者就诊体验的重要因素。而通过医学影像与生物医学工程等学科整合，则可衍生出影像云平台、远程诊疗、移动便携性影像设备等新技术和新设备，提升患者影像诊疗服务的简便性和体验感。因此，通过与临床医学、基础医学、生物医学工程等学科的整合，共同探索医学影像技术的新应用和新领域，有望推进医学影像的精准化发展。

（二）智能化

智能化是指医学影像技术结合计算机科学、人工智能技术、大数据分析可减少影像诊疗流程的人为主观干扰，提高诊疗效率和水平。随着人工智能技术的飞速发展，机器学习，尤其是深度学习正广泛应用于医学影像诊疗的各个场景，针对医学影像进行 AI 技术处理，包括图像分割、目标检测、图像分类、图像配准、图像映射等技术，实现了如肺结节良恶性判别、癌症早期筛查等功能，以及提高医学影像的质量等功能[1]。由于具有强大的从数据中归纳特征的能力，深度学习显著提高了医学影像应用的性能[2]。目前，深度学习算法已成为放射成像分析的首选方法，广泛应用于 CT、MRI、PET、超声等多种成像模态的肿瘤检测、图像分割、疾病预测等场景中。

医学影像人工智能技术的发展和广泛应用将是医学进步的主线之一。随着我国药监局三类注册证的陆续发放，更多的 AI 产品会加速落地并应用于临床。除临床诊疗服务外，面向学科管理人员、教学科研人员、区域联动等需求，医学影像 AI 一定会向着产品多样化、模型多任务化、软硬件融合化、使用平台化等方向发展。医学影像 AI 产品可以布局于医学影像科患者登记、信息核实、序列选择、扫描参数确定、病灶检出、影像诊断及分类、报告输出等环节，这种"全流程、一站式"的布局能提升医学影像诊疗流程的整体工作水平和效率，改善患者的就诊体验，提高影像医师的工作效率。由于目前产品比较多，影像科室内可能存在软件入口多、使用效率低下、使用效率不一致等问题，未来如何将这些产品整合到一个统一的平台上，并输出结构化的报告，将诊断医师的价值和 AI 的价值组合，实现诊断效能最大化，将是主流的 AI 技术落地方向。

（三）临床化

临床化是指医学影像技术发展朝着面向临床疾病诊疗需求、以患者为中心、以疾病为中心的方向发展。临床化的驱动力主要包括以下几个方面。首要动力在于医学影像学科自身的深刻转型。随着高端影像设备的迭代升级，以及大型医疗机构影像科室的角色从辅助诊断向主动参与临床决策的跨越，医学影像学科正逐步跃升为影响临床路径的核心学科。其次，患者对高质量医疗服务的期望不断提升，对精确、及时的医

---

[1] 李真林 .2021 年医学影像技术领域新进展［J］.中华医学信息导报，2021，36（24）：23.

[2] Tang X.The role of artificial intelligence in medical imaging research［J］.BJR|Open，2020，2（1）.

学影像检查需求日益增强，促使影像服务不仅要满足诊断需求，还要改善患者的就诊服务体验。例如，医学影像专科门诊专注于解决疑难病例读片，管理肺结节、肿瘤等专病，提供专业的检查报告解读与咨询服务，乃至开设特需服务，以满足患者的多元化需求。最后，临床医师在诊疗过程中对影像资料的依赖度显著增加，影像资料已成为现代临床决策不可或缺的信息支柱，推动影像科与临床科室的紧密合作与互动，尤其是 AI 等前沿技术的融入，极大地提高了医学影像处理的速度与精度。在 AI 技术的辅助下，医学影像科不仅能深度参与临床诊疗的全链条、全过程，还能根据不同疾病病种开设专科门诊，主导多学科联合会诊，并主导开展影像监测下的精准治疗等临床活动。影像引导技术在穿刺、放疗定位、介入手术及术中实时监测中的应用，超越了传统影像学的单一诊断功能，革新了临床实践，确保治疗更加精准、安全，从而更好地服务于临床医师和患者。

（四）院前化

院前化有两层含义：一层是指医院诊疗服务提前化，即通过移动影像技术在患者入院前开展影像诊断，提高患者入院后的就诊效率；另一层是指优质医疗资源下沉和分级诊疗的落地需要影像服务前移和下沉。《"健康中国 2030"规划纲要》提出"核心是以人民健康为中心"，"以改革创新为动力，预防为主"。早筛、早诊、早治是国家主要工作的转型方向。影像服务院前化的体现是跨院检查预约服务，院前检查准备越充分，住院效率就越高。要实现顺畅的院前检查，需要打通"检前一公里"和"检后一公里"，形成多维度、多形态的患者管理，共建影像服务闭环，让基层患者可以顺利提前预约，减少往返次数，实现影像服务最优化。如果患者在入院前完成一些影像检查，医师对照患者资料，进行院前辅导，可减轻患者住院焦虑情绪，提高住院治疗的效率。此外，医学影像的科普和宣教服务也是院前化工作的延伸，包括影像咨询、报告解读、科普教育以及检查前评估、检查后随访等。院前的宣教可以增加公众对医学影像科的了解，消除患者的不良情绪，提高患者的依从性和满意度，减少不良事件的发生。

5G 技术可以促进医学影像院前化和医疗资源的下沉，例如，通过 CT 结合 5G 技术可实现传染病患者的分层管理，避免交叉感染；通过车载 CT 结合 5G 技术，可进行危重患者的院前诊断和院前急救；通过影像移动检查车结合 5G 技术，能够实现偏远地区居民在居住地进行健康体检和疾病早期筛查，提高疾病早期诊断效率。

（五）网络化

网络化是指医学影像技术结合 5G 技术、云平台技术、远程数据传输及共享等网络化技术手段，实现医学影像的新场景应用。互联网医疗是指以互联网作为载体和技术手段开展医疗服务，包括电子处方、远程会诊、在线门诊、电子健康档案等。近年来，随着 5G 技术、计算机科学在医疗领域应用的深入，互联网医疗获得广泛关注。通过共建共享、互联互通让更多医疗机构之间在数据共享方面无边界化，实现院内线上线下服务一体化，院外业务协同整合共享化，从而推动影像互认、影像帮扶、影像互联，实现全域化医疗影像服务和优质医疗资源下沉。

医学影像线上线下一体化服务具备多方面的优势。从提高工作效率的角度来看，这种服务模式能够减少患者往返医院的次数以及等待时间，同时加快影像报告的出具速度，突破了患者获取报告的空间限制。从医疗资源配置的角度看，通过网络平台的联通，能够更好地实现部分医学影像服务的基层检查、上级诊断、结果互认。此外，在医疗质量控制工作方面，互联网平台发挥了积极的推动作用，能够在统一平台上进行医学影像诊断质控教育以及推广质控标准。从科研与教学的层面来说，这也有利于多中心科研和教学工作的开展。具体而言，基于医联体可以实现医学影像教育培训资源的共享，而且在多中心科研大数据的获取、研究与挖掘方面都有着极大的价值与潜力。

目前医学发展已经进入大数据、人工智能等技术主导的信息革命催生的整合医学时代，随着现代物理学、资料分子学、微电子技术、生命科学以及计算机技术等的发展，医学影像学科也在不断变革[①]。医学影像诊断水平明显提高的同时，影像治疗手段也日益先进，且近十年来我国医疗改革向纵深发展，医学影像学处于医疗服务和改革的核心，受到政策鼓励、技术革新、市场需求等多种因素的推动，医学影像学在医疗服务体系及诊疗的各个环节中占有重要的地位。与之相伴的是医学影像学普遍存在专业过度细化，各专业水平不断向纵深发展的同时，也导致了影像专业医生的知识碎片化和对疾病认知及诊断的局限性。整合医学理念的提出，对医学影像学的学科建设是机遇，也是挑战。

---

① 祝蕾，朱坤福.医学影像学的发展趋势探究［J］.影像研究与医学应用，2018，2（02）：84-85.

第三节

整合医学影像与管理

医学影像的发展历程可以被视为医学科技进步的缩影，随着科技的不断进步，学科间的交叉也促使整合医学影像的发展，使其能够在短时间内产生高质量、高清晰度的影像资料，提供更丰富的影像学信息。由此可见，医学影像的蓬勃发展，其核心动能离不开"整合"。然而，整合医学影像的发展也为学科建设与管理带来了新的难题。如医学影像与不同学科的整合，不仅仅意味着技术、理论上的整合，更离不开跨学科技术平台、跨学科人才培育、不同学科整合后的科研与教学管理革新等管理举措的推出。

一、整合医学影像的发展背景

随着社会经济的发展和人民生活水平的提高，人们对安全、有效和无创诊治的需求不断提高，使医学影像学科建设向纵深发展[①]。随着人口老龄化程度加深，借助医学影像设备的诊断需求明显提升。但我国医学影像设备每百万人口保有量相较于美国、日本等发达国家和地区，仍有较大提升空间。医疗资源分布不均匀、医疗资源相对不足的现状，也驱使医学影像技术创新发展，以更好地满足人民对医疗服务的需求。

医学影像学科的发展，不仅仅体现在技术的创新上，更体现在其与不同领域的整合发展，推进医学影像技术在疾病诊断、治疗和预防的全面渗透上。随着生命科学的发展，基础医学尤其是分子生物学、生物技术、基因工程的进步，使医学影像技术成功应用于生理、功能代谢成像等领域，成像效能大幅提升。同样地，信息科学的发展，促进了医学影像病灶自动识别定位、疾病辅助诊断等新型应用技术的研发进程，提高了影像诊断的效率及准确性。随着微电子技术的发展，掌上超声、可穿戴式影像监测

---

① 姜慧杰,李大庆,郝雪佳,等.PACS系统在医学影像学实习教学中的应用探讨[J].中国医学教育技术,2013,27(05): 565-567.

设备、小型影像介入器具、分子影像探针的开发，推动医学影像的诊疗一体化发展。

在专业划分逐渐细化的趋势下，医学影像学的发展呈现分化和综合两种趋势。所谓分化，是指影像医生需要掌握更深、更新的专业知识，提升诊断水平。医学影像技术的诊断效能也从传统的大体成像向微观成像发展，甚至细化至细胞水平、分子水平甚至基因水平的活体成像。然而，不可忽视的是，人体是一个复杂的有机整体，各个器官系统相互作用而不是孤立运作，外界环境、心理和社会因素、人文等也对人体产生多维度影响。在诊断学中，一元论是首要的临床思维，即尽可能用一种疾病去解释所有的临床表现，只有当临床表现不能用一种疾病解释时，才考虑存在另外一种疾病。因此，医生对疾病的认知需要有整体的理念，切忌"头痛医头，脚痛医脚"，这也是整合医学的核心理念。整合医学影像的理念同样如此，在影像诊断发现某一器官系统发生解剖结构或功能上的变化时，一方面要采取整体论，判别其他器官系统是否也有继发的改变，为临床治疗提供更全面的影像学证据。另一方面，也应该整合不同学科的前沿技术，对原发病变器官系统的根本病因进行精准诊断。

在跨学科整合背景下，以学科和专业为中心的模式已不再适应医学学科间交叉融合的需要，学科间的有机整合是发展的必然趋势，而医学影像本身就具备显著的多学科交叉属性。整合医学在学科交叉的发展潮流中，借助计算机、基础医学、生物医学工程等学科的前沿技术，使医学影像正在向着精准化、数字化、网络化的方向快速发展。因此，编者认为，整合医学影像应定义为：以整合医学知识论为指导，以疾病及服务患者为导向，在整合不同医学影像技术的基础上，通过跨学科整合发展和创新，实现大影像学科资源的优化配置和高效利用，为患者的疾病预防、诊断与治疗全过程提供更全面、更高效、更准确的医学影像服务，助力精准医学的发展。医学影像的整合，不仅仅是影像学科下设各个影像模态分类的技术本身的发展与融合，而是更深层次地体现在医学影像与临床医学的各个学科、基础医学、生物医学工程、公共卫生等多个学科领域的交叉与协作上。为了推动这一进程，管理层面也应采取整合策略，促进知识、技术与资源的交流与应用，进而引领医学影像乃至整个医学领域向更加精准、高效、协同的方向发展。

二、整合医学影像的管理

学科，通常指的是某一领域、某一分类的知识集合，也有将其定义为围绕"学科"建立的相关组织。医学影像的整合在其最高层次体现为学科间的深度融合，这种融合超越了单纯技术和专业层面的整合，而涉及医学影像学与其他医学学科在知识理论、组织层面的深度整合、全面发展与共同进步。从知识体系层面来看，学科是人才培养、科技创新和产业升级的联动枢纽。将其作为新的学科看待，整合医学影像拟构建一种以学科发展内外部协调、学科间相互支撑融通、学科与社会间良好互动等为特征的学科生态系统。整合医学影像的管理要求我们跳出传统思维框架，加强学科集群化、专科中心化、产品及服务数字化、智能化，通过跨领域合作与创新，共同塑造一个更加智慧、协同的医疗新生态。不仅医疗机构内部需要加强跨科协作，实现资源的有效配置与共享；还强调与科研机构、科技企业、政策制定者等外部伙伴建立稳定的合作关系，共同推进整合医学影像新生态的发展。

（一）医疗整合，全面多维度

为患者提供影像诊疗服务是医学影像学科的核心职责。整合医学影像学科的发展首要就是影像诊疗服务的整合，这种整合是多个维度且全方位的，因此要求相应的管理模式也做出变更。在医疗服务的供给层面，整合医学影像的管理，就是在系统论、信息论、控制论的指导下，实现专业化、标准化、综合性的管理，充分发挥医学影像相关专业、科室的整体优势，实现物尽其用、优势互补、效率最优化、效益最大化。

首先，整合医学影像管理打破了传统影像科室的界限，将放射、超声、介入、核医学等医学影像相关的设备、人员、技术、平台等多维度的资源进行整合，根据疾病导向及临床诊疗需求进行集中调配，优化资源。在多维度资源中，人是核心资源，管理起来最复杂，难度也最大。需同步对相应的医疗核心制度、学科管理制度、绩效分配制度、资源分配制度等进行重新制定，达到制度管人的目的。结合主编团队在前期学科管理方面的经验，应遵循"定职责、定制度、定分工、有监督、有反馈、有整改"的六步循环方法，依照 PDCA（plan-do-check-act，规划－执行－核查－行动）循环的原则来进行医疗服务管理，提高医疗服务质量。管理既是一门科学，更是一门艺术[①]。在医学影像学科的管理中，制度、人才、设备、环境四大要素缺一不可。优化整合的目标，在于打破影像科室间的要素与资源壁垒，促进科室间的中心化发展，实现这些关键资源的深度融合与高效配置。

医学影像科室间的中心化发展，有助于形成集检查、诊断、治疗于一体的医学影像中心，为患者提供一站式的高效医疗服务。通过制度的统一化、规范化和标准化，医学影像中心内的各个科室可以在工作流程、质量控制、绩效考核等方面实现同频，

---

① 张俊祥. 影像科室管理的四个要素［J］. 实用全科医学，2007（02）：180-181.

确保科室运作的有序性和高效性。这也有利于打造一个技术精湛、协作紧密的医学影像团队，进一步提升整个影像科室的技术水平和诊断能力。此外，医学影像科作为一个设备依赖型科室，设备的布局、分配、运行状态、维护情况等直接关系到科室的工作效率和质量。因此，在设备的整合管理方面，需要充分利用各种影像技术的优势，结合优化的布局及合理的就诊流程，使它们在临床应用中相互补充、相得益彰，这不仅可以提升医务人员的工作效率和工作质量，也有助于为患者提供更高效优质的影像诊疗服务。

（二）育才整合，跨学科交叉

人才是学科建设与发展的核心竞争力，它也是医疗、科研、教学等分支发展的核心。人才工作一般可以划分为外引进与内培育。外引进的重点在于建设和整合，即根据学科整体发展方向，引进不同学科专业或同一学科专业中不同层次的人才，与学科人才队伍整合、优势互补，提升人才队伍的综合水平和能力。内培育即对学科已有的具有发展潜力的人才，如学生、青年骨干等进行有计划的培养，对人才委以重任，给予锻炼的机会以及合适的指引，通过个人能力的提升以夯实学科人才队伍，这部分工作的重点在于教学、培育和实践等。

学科快速整合式发展与高素质复合型人才的稀缺是医学影像学科管理的主要矛盾。整合医学影像的发展不仅要有复合型创新医学影像人才，还应组建涵盖不同学科的跨学科交叉人才队伍。人才培养及队伍建设工作作为学科建设的核心工作，应遵循顶层领导原则，即学科带头人的统筹引领及策划，构建稳固的金字塔形学科人才梯队。在人才培养方面，大胆围绕目前医学影像的临床发展需求，以疾病为导向，促进医学与工科、理科等的深度整合，推进人才培育机制改革[1]。

跨学科医学影像人才培育及人才队伍建设工作，不仅依赖学科内的改革、培育目标调整等工作，还需要外部的政策、相关部门的支持与配合才能真正落到实处。对于跨学科医学影像人才的培养，有关机构应立足当前实际，深入分析医学发展的动态变化下临床患者的实际需求，在相关政策上给予指引。高校则应在国家政策的指引下，发挥科研、教学方面的优势，实现并加强高校间、高校院系间以及校与医院之间的跨学科紧密合作，实现优质教育资源与教学平台的共建共享。同时积极整合医疗机构的专业资源，形成优势互补。在医学影像人才培养过程中，聚焦跨学科融合（医学、科技、

---

① 赵于前，阳春华，卢赫明，等.新工科背景下医学影像分析人才培养研究与实践［J］.当代教育理论与实践，2022，14（02）：18—22.

人文艺术、工程、管理），积极探索复合型人才的联合培养模式，强调实战技能与系统思维训练，致力于培养具备复杂问题解决能力和创新精神的复合型人才（见图1-6）。

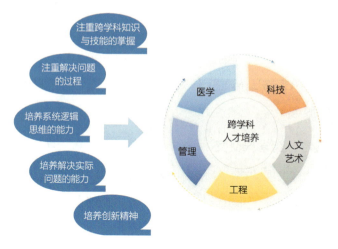

图 1-6　医学影像技术跨学科人才培养策略

（三）科教整合，两翼协同化

在学科建设，特别是临床学科建设中，我们常将学科建设的内容比喻为"一体两翼"，医疗工作是学科的主体和基础，是推动科研和教学的原动力，而科研与教学工作又宛如"两翼"，"两翼"振翅进一步促进医疗工作的持续改进、创新和发展。伴随着医学影像技术迅速发展，影像诊疗技术也在不断创新，从分子影像到多模态影像技术，从新一代影像技术到人工智能和 5G+ 远程应用，这些新兴技术不仅为疾病的诊断和治疗提供了更为科学、直观和有效的手段，也为整合医学影像的科研与教学工作带来新的挑战。如何通过科学的管理手段来深化推进"一体两翼"的协同发展极具探讨价值。在整合医学影像学科建设的背景下，科研与教学管理的创新之处在于其跨学科整合与资源深度优化的独特视角。与传统管理相比，整合医学影像管理更强调以下两点。

首先，在科研管理方面，侧重于构建开放式的跨学科研究生态。通过搭建多学科协同平台，打破传统学科界限，促进医学影像与生物学、信息科学、工程技术等领域的深度融合。采用项目集群管理模式，整合不同来源的科研基金，高效配置研究资源，支持从基础研究到临床应用的全链条创新。利用大数据和人工智能技术建立科研数据中心，实现数据资源共享与高效分析，加速科研成果的转化应用。同时，推行科研诚信与伦理管理体系，确保研究活动的规范性与社会价值。

其次，在教学管理方面，则致力于打造一体化的医学影像教育体系，强调理论教学与实践操作、临床技能与科研思维的紧密结合。实行"产学研"联动教学模式，将科研成果及时转化为教学内容，同时引导学生参与实际科研项目，实现"学中研、研中学"（见图1-7）。整合线上线下教育资源，利用虚拟现实、远程教育等技术，创建沉浸式学习环境，拓宽教学边界。此外，构建多维度教师发展体系，鼓励跨学科师资队伍的组建与交流，提升教师在科研指导与临床教学方面的能力，实现教学相长。通过这些整合管理手段，促进知识的交叉融合与创新，提高医学影像学科的科研与教学效能。

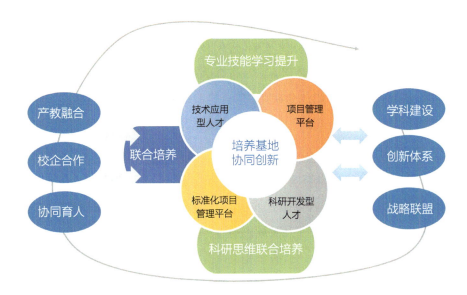

图 1-7　医学影像人才联合培养之平台运营思路

（四）资源整合，共享信息化

在数字化、信息化的浪潮下，远程影像会诊与协作的兴起不仅是医疗技术进步的体现，更是对医疗资源高效整合、优化配置的迫切需求。新技术的应用促进远程影像会诊快速发展，并可促进其应用场景落地，让医生和患者可以享受到更便捷、更高品质、更精准的服务[①]。依托新技术的应用，是远程影像会诊运营的必然选择。这里主要从远程协作以及医学影像检查结果互认两个方面，着重探讨整合医学影像的资源配置和管理。

一方面，医学影像远程会诊是整合医学影像管理资源整合层面的典型案例。我国居民普遍对及时、有效的影像诊断需求较大，但基层及偏远地区往往缺乏高水平专家资源，已成为影像医疗资源分配不均的"老、大、难"问题之一。通过信息平台与远

---

① 姚侃敏，潘自来，张宁芳，等．"互联网＋"时代远程影像会诊运营模式探讨［J］.中国医学计算机成像杂志，2021，27（04）：369-372.

程医疗平台，可以实现三甲医院与基层医疗机构间的快速连接互通，促进医院间的协作与联动，形成优势互补、资源共享的良好局面，确保患者、基层医生与专家之间的顺畅沟通，为患者提供及时且高质量的医疗服务。

另一方面，检查检验结果互认是改善患者就医体验的重要措施。检验检查结果互认是指不同医疗机构之间的检查结果和检验结果可以相互认可，以避免重复检查和浪费资源。推进这一便民举措，需要明确互认医疗机构范围、诊疗项目、技术标准；建立互认共享平台，推动数据互联互通；充分调动医疗机构及医务人员的积极性，形成长期有效的运行机制。2006年原卫生部办公厅发布的《关于医疗机构间医学检验、医学影像检查互认有关问题的通知》，首次在国家级文件中明确提出医疗机构间检查资料互认和检验结果互认。以此为起点，检查检验结果互认历经从"推进"到"加快"，再到"管理"。2022年，《医疗机构检查检验结果互认管理办法》正式施行，明确指出医疗机构应开展检查检验结果互认工作，其范围涵盖了超声、X线、磁共振成像、电生理、核医学等手段，涉及医学影像或其他医疗数据信息。2024年《政府工作报告》明确提出"深化公立医院改革，以患者为中心改善医疗服务，推动检查检验结果互认"。检查检验结果互认经历了从萌芽到发展的过程。如今，在新时代的大背景下，我国已经进入高质量发展的全新阶段。检查检验结果互认牵动医生、医院、患者多方利益，应多策并举[1]，既要健全法规与管理制度、建设统一信息平台，又要采取多维激励措施、加强培训与监管等措施以妥善解决医疗机构间"不敢互认""不能互认""不想互认""不愿互认"的问题，从而全面提升医学影像医疗服务效率，促进资源合理利用，减轻患者负担。

通过上述内容，我们可以秉持动态、辩证的思维方式，从概念所指和行为实践这两个角度来深入理解"整合医学影像"。从概念所指的层面而言，整合医学影像是促进医学影像学自身发展以及与其他学科交叉融合的重要目标，凝聚着对高效、精准医疗服务的期许与追求，是多学科智慧结晶的融合，也是多领域理论与实践成果的有机整合，由此初步构建出一个仍需不断完善的医学影像学科理论框架。而从行为实践方面来说，整合医学影像是当下该领域不断探索、持续推进的实践过程，涉及医学影像的医疗、教育、科研、管理等多个方面，蕴含着无数的努力、尝试与创新，是众多专业人员在技术革新、学科交叉以及服务模式优化等多方面的不懈探索与实践的生动体现。

---

① 马凤新.高质量推进医疗机构检查检验结果互认工作的思考与建议［J］.人口与健康，2023（01）：46-48.

第二章

整合医学影像的
总体思路

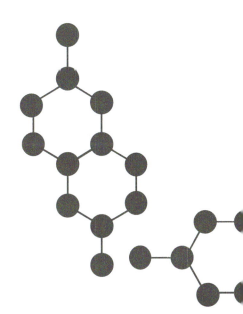

整合医学影像需要从多方面进行考量与布局。专科建设是医院建设的基本单元，专科中心化是提升医学影像服务质量的重要途径。专科中心化的推进，不仅有利于提高医疗服务的精准度和效率，更为医学影像的跨学科融合与协同创新提供了广阔平台。学科集群化是一种将多个相关学科进行有机整合与集聚的理念与模式，是实现医学影像整合式发展的关键，通过打破传统学科壁垒，汇聚多领域专家智慧，实现资源共享与优势互补，能够加速医学影像技术的迭代升级。产品及服务的数字化与智能化转型，则是医学影像整合发展的必然选择。本章将从顶层视角，系统阐述整合医学影像的总体设计与探索路径。

第一节

医学影像学与交叉学科领域

一、医学影像技术的分类

整合是一种理念，是学科发展到一定程度的必然趋势。传统意义上的医学影像学科可根据影像模态、影像科室组成进行划分。随着临床对医学影像诊疗需求的不断提升，单独划分的影像学科或科室已不能满足临床需求。整合医学影像的首要目标是围绕临床疾病诊疗需求、以疾病为导向对不同的影像模态、影像科室进行整合，进而与工学、理学等不同学科门类下设的一级学科整合，以实现医学影像学科的发展及影像诊疗服务质量的提高。本节将遵循医学影像的整合思路，对不同的医学影像科室及技术、特点进行介绍，并对医学影像的代表性交叉学科领域以及其整合的思路进行阐述。

按照成像原理分类，传统的医学影像可以划分为放射医学（含 X 射线、CT 等）、磁共振（MRI）、超声、核医学（含 PET、SPECT 等）。根据成像技术的原理，传统的医学影像学科可以分为不同的领域，医院也根据这种分类建成了不同的医学影像科室，人员、技术、制度等各自独立，独立建设、独立管理。传统的影像科室如下：

（一）放射科

应用放射技术成像是医学影像技术发展的开端，而大多数医院中，放射科的设备、人员布局、工作量等较其他影像科室大，建制规模也相对更成熟，在疾病诊断和治疗过程中扮演着重要角色。在命名方面，也有不少医院将放射科命名为医学影像科或影像科。除了常规使用的依赖射线成像的影像技术外（X 射线、CT 等），放射科还包括磁共振成像（MRI）和介入放射等技术。放射科的影像技术在近年来发展迅速，发展的方式也多种多样。如将放射影像技术与数字化技术结合，衍生出了小型化、多模态的成像模式；由于照射过量 X 射线对人体有害，因此有研究聚焦低辐射影像技术；与人工智能、计算机学科整合，则可以实现自动化诊断、病灶精细勾画等应用。

（二）超声科

与放射成像的方式和原理不同，超声的成像原理是基于声波与组织相互作用，产生折射、反射等，再将声波的不同改变转化为不同灰度值的图像，以此反映检测器官的解剖结构等信息。超声成像检测无创、无辐射、安全性好，被认为是疾病监测及治疗引导的重要手段。目前，超声的应用范围基本涵盖全身：除了可应用在传统的浅表器官、腹部脏器、心血管系统、妇产科等常规检查中以外，还可应用于如肌肉、骨骼、肺脏、胃肠道等以往被视为"超声禁区"的器官系统。随着超声技术的不断发展，现代超声技术具备了更高的分辨率和更丰富的成像模式，能够提供更详细、准确的诊断信息。超声科医生需要紧跟超声技术发展的步伐，不断学习新的超声成像模式与诊断技巧，将先进的技术与自身临床经验相结合，充分发挥超声技术在不同器官系统诊断中的优势，为临床提供更精准的诊断依据。

（三）核医学科

核医学是利用核素示踪技术（核素及其标记化合物）进行诊断和治疗疾病以及医学生物研究的一门多功能学科。除了较为常见的 PET-CT（正电子发射计算机断层显像技术）、SPECT-CT（单光子发射计算机断层成像技术）外，核医学科还可利用放射性同位素进行靶向治疗和放射免疫治疗等多种治疗手段。核医学在肿瘤、心血管疾病、神经系统疾病等多个领域都有广泛的应用。与其他的医学影像技术的从业人员数量和设备规模相比，核医学的资源配置相对有限。一方面，核医学医疗设备较为昂贵，多集中在开设核医学科的三级医院，且核素药物具有放射性，其保存及运输受到严格监管及限制；另一方面，核医学的专业性和复杂性要求从业人员具备核物理、化学、生物学以及医学等多学科知识背景，培养难度较大，人才资源相对不足。核医学的长远发展要求构建更加系统、完善的核医学人才培养体系，尤其在课程设置上注重学科交叉融合。在设备投入方面，根据社会需求探索多元化的投入机制，以进一步拓展其在医疗领域的应用和发展潜力。

（四）介入医学科

介入医学科是一个新兴的临床学科，其业务范围广泛、技术特点显著。复旦大学附属中山医院葛均波院士指出，介入医学作为一门在医学影像引导下进行的非直视诊疗学科，是与内科、外科并驾齐驱的第三大医学科，也是心脏、血管、肿瘤等疾病治疗的重要手段，具有微创性、可重复性、定位准确以及并发症少等诸多优势。介入医学科的主要治疗手段包括血管介入和非血管介入等。血管介入技术如冠状动脉造影、球囊扩张、支架植入等已经成为心血管疾病治疗的重要手段；非血管介入技术如肿瘤消融、粒子植入等也在肿瘤治疗中发挥着越来越重要的作用。《中国介入医学白皮书（2021 版）》数据显示，在调研的 1345 家医院中，63.18% 的医院已将介入治疗从放射科、肿瘤内科、心血管内科等科室中分离出来，设立独立的介入科 / 介入治疗科 / 介入血管科，例如广州市第一人民医院、华中科技大学同济医学院附属协和医院等。介入医学科的发展前景广阔，在整合医学影像理念不断发展的当下，我国仍需积极推进介入医学发展策略，推动新技术、新器械的研究与创新，并构建新规范，以提升治疗手段的安全性、高效性、精准性及医疗服务水平。

综上，整合医学影像既强调不同模态的影像学技术整合，从而实现优势互补，同时更强调医学影像与不同专业、不同学科、不同门类的跨学科整合，实现影像临床诊治、科研、教学等的全面发展。

二、医学影像学的代表性交叉学科

（一）临床医学

严格来说，临床医学属于医学下属的一级学科分类，而影像医学与核医学则属于临床医学中的 17 个二级学科之一，此处"临床医学"指代的是除医学影像学科以外，内、外、妇、儿等临床医学下属的其他二级学科。从学科门类的角度而言，医学影像学与临床医学有着许多共同的基础知识和技术体系。随着医学影像技术的不断进步和临床应用需求的提高，两者的紧密结合已经成为提高医疗服务质量、促进患者康复的重要手段。医学影像学通过提供直观、准确的图像信息，为临床医生的诊断和治疗提供重要依据。例如，在肿瘤治疗中，通过影像引导可以实现对肿瘤组织的精准定位和切除，减少对周围正常组织的损伤；通过对影像数据的深入挖掘和分析，可以揭示疾病的发病机制、病理生理过程等科学问题，为疾病的预防和治疗提供新的思路和方法；还可将其应用于药物研发、临床试验等研究领域，推动医学科学的不断进步。同时，临床医学的发展也不断推动影像学技术的创新和应用。因此，加强影像学与临床医学的学科交叉与协作，有助于提升医疗服务水平，提高患者满意度。

（二）生物医学工程

生物医学工程是工学学科门类下的一级学科，崛起于 20 世纪 50 年代，是运用现代自然科学和工程技术的原理与方法，综合工程学、生物学和医学的理论和方法，在多层次上研究人体的结构、功能和其他生命现象，研究用于防病、治病、人体功能辅助及卫生保健的人工材料、制品、装置和系统的新兴学科。医学影像学与生物医学工程是相互依存的相关学科。生物医学工程的学科内容本身包含了医学影像、医用电子仪器等，与医学影像关系紧密。生物医学工程与医学影像整合诞生了医学影像工程，主要探讨医学影像设备、介入诊疗器材的基础理论研究，器材的应用研究与开发设计，并将上述研究成果应用于临床实践中，例如设备的安装、指导使用、维护、功能拓展与开发，甚至包括编制特殊用途的软件、开发新的技术与新的方法等[①]。

在医学影像领域，通过工程学原理，可以设计出更加便携、高效的影像设备，提高影像获取的便利性和准确性。工程学还能助力于开发先进的影像处理算法和软件，实现对影像数据的自动化分析和解读，提高诊断效率。影像获取与处理技术是医学影像学的核心内容之一，影像获取主要通过各类成像设备实现，如医用 X 光机、超声仪、CT 扫描仪和 MRI 机等。这些设备能够将人体内部的组织结构转化为可视化的影像信息；而影像处理技术则用于对获取的原始影像数据进行进一步的处理和分析，以消除噪声、提高对比度和清晰度，便于医生进行观察和诊断。随着人工智能技术的不断发展，影像解析与诊断方法也在不断创新和完善，例如基于深度学习的自动诊断系统已经能够辅助医生进行快速、准确的诊断。

随着生物医学工程的不断发展，其下设的许多学科分支也与医学影像技术的发展相辅相成，如生物材料。生物材料最早用于制作人工器官，对生物相容性具有较高的

---

① 王振常.重视数智技术创新，培育影像医学新质生产力［J］.兰州大学学报（医学版），2024，50（03）：1-2+13.

要求。部分生物材料因具有增强影像信号的功能，因此可通过修饰生物材料的方式合成影像探针，达到增强成像效果的目的，这也是医学影像另一领域方向——分子影像学发展的重要推动力。

（三）信息科学与计算机科学

与生物医学工程相同，信息科学与计算机科学都属于工学学科门类下的一级学科。信息科学是研究信息运动规律和应用方法的科学，是由信息论、控制论、计算机理论、人工智能理论和系统论相互渗透、相互结合而成的一门新兴综合性科学。在临床诊断中，医生通过观察和分析医学影像信息来判断患者的病情，制订治疗方案。此外，医学影像信息学也为疾病研究提供了大量的数据支持。随着大数据和人工智能技术的发展，医学影像信息学将在自动化分析和处理医学影像方面发挥更大的作用。

人工智能是指利用计算机或其控制的机器模拟、延伸及拓展人的智能，感知环境、获取知识并使用知识获得最佳结果的理论、方法、技术及应用系统，即通过计算机程序来呈现人类智能。如计算机辅助诊断（computer-aided diagnosis，CAD）通过图像采集和预处理、分割识别、特征提取、分类诊断得出结论，利用计算机对影像信息进行全面、精确的定量计算，祛除人的主观干扰因素，避免因个人知识和经验的差异而引起诊断结果出现差异，使诊断变得更为准确、更为科学（见图2-1）。

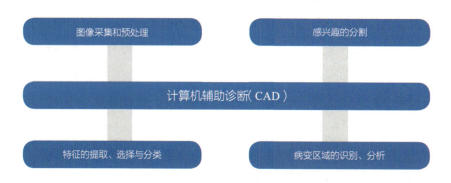

图 2-1　计算机辅助诊断功能示意图

（四）化学

化学学科属于理学下的一级学科，是主要研究物质内部结构、组成成分的学科。化学学科具有较强的学科交叉属性，可以应用于生物、材料、能源、环境等领域。化学与医学影像整合的应用实例众多。如核医学成像，放射性同位素与放射性药物是核医学成像技术的重要组成部分，需要通过两者整合探讨同位素的衰变规律以及放射性药物的制备方法。在成像技术方面，利用有机化学与无机化学原理及技术合成的影像探针与造影剂，不仅提高了医学影像的诊断精准度，也为影像技术应用于疾病靶向治疗奠定了技术基础。随着科技的不断进步，化学与医学影像的融合还将催生出更多创新性的研究方向。例如，在量子化学的推动下，基于量子点的医学影像技术或许会带来成像分辨率和检测效率的突破性提升，为医学影像的发展开启新的篇章。

（五）生物学

生物学是探索生命现象和生命活动规律的科学，是自然科学中的一门基础学科。与化学相同，生物学也属于理学下设的一级学科。生物学的分支众多，与医学影像的发展关系密切，如分子生物学、合成生物学、生物信息学、生物技术学等。其中，分子生物学是分子影像学的重要基础。分子影像学是利用现有的医学影像技术，对活体内的生物过程在细胞和分子水平进行研究的学科，它利用靶向探针与特定分子特异性结合，通过现有的放射性核素显像、MRI 和 CT 等医学影像技术，在活体层面监测生理或病理环境中细胞的信号传导通路的变化，对生物活动的发生、发展过程在分子水平上进行无损伤的快速实时成像。分子影像学是先进的影像技术和分子生物学相互融合而产生的学科，它不仅是分子生物学和医学影像学具有划时代意义的进步，更将对整个生命科学的研究起到革命性的作用。如在肿瘤的诊断中，传统影像技术是通过物理学和组织生理学的改变来发现疾病并对疾病进行定性，显示的是分子改变的终效应，不能检测出早期疾病的变化特征。而分子影像可以在还没有出现临床症状时，通过对标志物的监测，对相应的肿瘤作出早期特异性诊断，并指导治疗方案选择、监测疗效及判断预后（见图 2-2）。

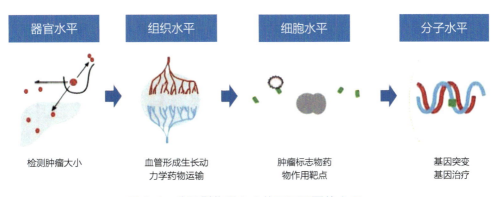

图 2-2 分子影像学在人体不同层面的应用

第二节

整合医学影像的建设：合理地"化零为整"

通过前述内容，我们对整合医学影像有了更为深入的理解：整合医学影像中的"整合"包括以临床疾病为导向的技术整合、坚持以人为本的管理整合以及基于学科发展的多学科交叉等多方面。作为医学的分支学科，医学影像学的建设与发展始终围绕并服务于临床医疗服务的实际需求，因而最终要回归到如何通过整合医学影像解决临床实际问题，这也是本节内容探讨的核心。

我国医学影像市场规模相较于过去有了显著提升。当前，大多数二、三级医院的影像科室已配备较为先进的影像设备，且医生在影像诊断方面的技术也达到了较高水平。然而，患者医疗服务需求及要求的不断提升，使得医学影像的资源相对不足、分布不均，科室负荷逐渐加重，医疗资源供需矛盾逐渐开始凸显。为了进一步完善医疗服务体系，推进医疗资源共享及高效应用，整合各影像科室、各学科的人员、设备、技术等资源，以推动医学影像学科的发展，成为当下医疗卫生工作的迫切需求。

一、整合医学影像的建设意义

（一）技术整合提升疾病诊疗效能

整合医学影像通过集中管理多个医学影像相关科室的人员、设备、技术等资源，运用集中管理资源并围绕疾病导向分配的方法，显著提高影像诊疗服务的工作效率和诊断质量。不仅如此，将医学影像与不同学科整合研发的先进成像技术以及图像处理技术，也为临床患者提供了精准度更高的影像数据及更高效的影像诊断流程。而且，建立整合医学影像有助于形成统一的操作和诊断规范，提升综合诊断水平。

（二）设备整合提高诊疗服务质量

整合医学影像在设备配置上坚持临床需求导向，通过合理的设备配置和互联互通，提高设备的利用率，降低运营成本。此外，设备集中也能减少患者的就诊成本与就诊时间，提高患者对影像诊疗服务的满意度。患者在单一亚专科就能够获得满意且切合临床需求的影像诊断结果，而无须在临床科室及不同影像科室之间来回奔波。同时，整合医学影像科室作为全院医学影像设备的平台科室，为全院提供医学影像诊疗服务，可通过制订合理的使用计划和流程，避免设备闲置或等待时间过长等情况发生，进而提高设备的使用效率，降低运营成本。

（三）人才整合奠定学科发展基础

整合医学影像作为一个集中且开放的平台，不仅打破了传统医学影像科室建制的限制，也有助于不同专业及不同学科背景的人员聚集在一起，加强交流与合作，共同围绕临床上出现的诊疗需求提出新的解决方案。此外，不同专业知识的碰撞，有助于通过优势互补、取长补短以弥补单一影像科室发展的局限性。更为重要的是，多学科人才的聚集有利于形成跨学科人才团队，从而为提升整合医学影像学科的医疗、科研、教学水平奠定基础。

（四）平台整合提高资源利用效率

我国目前的医疗资源呈现相对不足、分配不均的现状，特别是优势医疗资源主要集中在大型三甲医院，而基层及偏远地区患者则受制于影像诊疗设备及先进影像技术的匮乏，无法获取优质的影像诊疗服务。随着大数据时代的来临，智能化、信息化技术快速发展，为推动区域医学影像医疗卫生服务模式和管理模式的转变创造了条件。借助于互联网技术等，从医疗服务层面，整合医学影像可以通过云影像平台、远程诊疗平台等，为基层提供影像诊断、远程会诊等服务，实现优质影像诊疗资源下沉；从教学层面，整合医学影像可以为基层医疗机构提供远程培训和质控等，提升基层的医疗服务水平，缩小基层医疗机构与上级医疗机构的诊断水平差异。

（五）学科整合促进影像技术发展

整合医学影像整合了不同影像模态的知识体系、前沿技术、人才资源、设备平台，为不同领域交叉从而实现医学影像技术创新奠定基础。整合医学影像集中化的资源配置模式为科研工作的开展提供了优质平台，不仅可以优化资源利用，而且能够加速医疗技术创新的步伐，为医学影像技术的创新研发注入强大的动力。此外，整合医学影像始终以疾病临床诊疗需求为导向，而与临床科室建立紧密的合作关系是实现医学影像技术进步的另一关键。通过深度交流和协作，整合医学影像能够更准确地把握临床需求，为临床科室提供精准化的医学影像服务，也为研发更具临床应用前景的新型医学影像技术奠定基础。

二、整合医学影像的建设举措

整合医学影像的建设需要从整体上进行谋划，即采取加强多级联动、推进科研转化、强化人才培养以及深化教学改革等多方面举措，构建起一个内部紧密相连且各部分协同发展的学科体系。

（一）学科管理方面

学科发展需要形成以服务知识和信息技术为基础的新格局，注重发挥知识创造价值的卓越集群效应，而非仅仅关注学科个体的排名与声誉。因此，医学影像学科的发展规划应强调多层次的联动与协同，从国家宏观政策引导与资源配置，到高等院校的学科建设与教学科研创新，再到医疗机构的临床实践应用与反馈优化，形成"产、学、研、用"深度融合的发展模式。

1.国家层面

医学影像是现代医疗体系中不可或缺的一环。首先，在当前我国追求高质量发展的背景下，医学影像学科的优化调整需与国家公共卫生体系建设、精准医疗推进以及医疗大数据应用等前沿领域同步发展，以适应医疗行业的升级转型。其次，医学影像学科的优化与发展应积极响应国家战略导向。国家的医疗卫生政策、大健康产业发展计划及科技自主创新战略，均对医学影像学科提出了新的要求。例如加强基层医疗机构的影像服务能力、促进高端医疗装备国产化、推进人工智能在医学影像分析中的应用等，都是医学影像学科发展的重要契机。通过与国家战略目标的紧密结合，医学影像学科可以更好地找到发展方向，激发科研创新活力，为提升国民健康水平、增强医疗行业国际竞争力贡献力量。最后，医学影像学科的优化调整需充分考量多方利益相关者的需求，包括患者、医生、医疗机构、科研机构、企业等。这要求学科建设不仅要关注学术前沿与技术创新，还要注重临床实践与市场需求的结合。比如，提高影像诊断的准确率与效率，开发适用于不同医疗场景的影像技术，以及培养既懂临床又精于影像分析的复合型人才，这些都是学科建设中需要重点考虑的问题。通过建立跨领域的合作机制，医学影像学科可以更好地服务患者，促进产学研用的深度融合，实现学科的可持续发展。

2. 高校层面

随着"双一流"建设的持续推进，学科建设的地位在高校被提升到前所未有的高度。以世界一流学科建设为引领，学位点与学科布局经历深度重组，学部制、跨学科研究中心、跨学科研究院等新兴学科建设模式不断涌现，加强学科团队建设、谋求学科特色发展、优化学科结构、整合学科资源成为一流学科建设的主要任务。

高校推进医学影像学科建设与发展，需要采取综合性策略，涵盖学科规划、科研创新、教育质量、师资建设、基础设施以及国际合作等多个维度。首先，高校应当制定前瞻性的学科发展规划，明确医学影像学科的定位、目标和路径，构建完善的课程体系，确保既涵盖基础理论又强调实践技能，适应医疗行业对高素质影像人才的需求。其次，科研创新是学科发展的核心驱动力，高校应注重建设跨学科研究平台，鼓励医学影像与生物医学工程、人工智能等领域的融合，推动医学影像技术的创新与应用。同时，教育质量是学科建设的关键，高校需不断优化教学方法，采用虚拟仿真、远程教育等现代教育技术，强化学生的临床实践能力；建立并加强与医疗机构的合作，给学生提供丰富的实习实训机会。再次，师资队伍建设也不容忽视，高校应吸引和培养一批高水平的教学科研人才，构建合理的师资结构，提升教学与科研水平。然后，基础设施的完善也是不可或缺的一环，高校应投资建设现代化的医学影像实验室和教学设施，配备更先进的影像设备，为教学与科研提供强有力的支持。最后，加强国际交流与合作，通过联合办学、学者互访、学术会议等形式，提升医学影像学科的国际视野和竞争力，促进学科的全球化发展。

3. 医疗机构层面

在医疗机构层面，需要全面加强管理学科发展过程，注重以人员管理、科研管理、临床服务管理、设备运行与质量管理、财务预算与资产管理、学术交流与合作管理为核心，全力推进学科建设①。医疗机构在促进医学影像学科建设与发展方面，可采取以下综合性策略。

首先，统筹布局学科发展，紧密结合区域卫生健康需求、医院战略定位及科室特色优势，强化临床服务能力与质量安全，提升重大疾病诊疗与疑难危重患者救治水平。对于研究型医院，强调临床与科研的深度融合，聚焦临床问题转化为科研课题，推动技术创新与成果转化，进而提升临床诊疗效能。大学附属医院则应强化医、教、

---

① 何跃，盛芳芳，张蓉.管理制度改进对医院药学学科建设的影响［J］.中国药业，2021，30（20）：5-7.

研三位一体的协同发展，通过高质量教学促进临床实践改进，同时培养学科后续人才，构建多层次、宽领域的专业团队，鼓励医护人员多元化、国际化进修，拓宽视野，深化合作交流。其次，强化医学技术创新，加大科研投入与政策扶持，重点支持以临床为导向的科研项目，促进科研成果向临床应用转化。加强国际交流与合作，引入海外先进技术和人才，缩小与国际水平的差距。再次，完善知识产权保护体系，优化医疗服务体系，提升医患信任度和满意度，为医学影像技术的创新与应用创造良好环境。最后，强化学科建设的人才支撑，实施人才战略规划，分类别、分层次地引进和培育领军人才、学科带头人及学术骨干，优化人才发展平台与职业路径，建立以能力和贡献为导向的评价体系。通过职称改革深化、薪酬体系优化及科研配套支持，营造有利于人才成长与发展的生态环境，激发学科队伍的活力与创造力。

（二）医疗管理方面

影像检查在临床诊疗和保障人民健康方面发挥着重要作用，如何充分发挥影像检查作用同时避免过度或重复检查，一直是政府和医疗机构共同关心的问题。在医疗实际工作中，不合理或重复影像检查问题仍比较突出。在整合医学影像学科的建设中，加强多级联动对于影像数据的传递与共享、减少不合理或重复影像检查问题至关重要。建立三甲医院与基层医疗机构的合作机制，推动基层医疗水平的提升，使更多患者能够及时获得优质的影像服务。

同时，为了实现医学影像学科的持续进步，需要积极推进学科交叉融合，促进医学影像学科与其他相关学科的深度融合。这包括但不限于临床医学、生物医学工程、计算机科学以及核科学等。一方面，医学影像应当在多学科诊疗（multi-disciplinary treatment，MDT）模式中发挥更大的作用，在综合各学科意见的基础上为病人制订出最佳的治疗方案。国内很多大型医院早已打破以治疗手段分科的旧机制，建立起以病种为单位的"一站式"多学科诊治中心。不少医院的肿瘤科、放疗科在各学科专家的大力支持下搭建起多学科诊疗平台，实现各科资源和优势的最大化整合，提高诊治质量。另一方面，基于临床需求，通过组建跨学科团队，充分利用各自领域的专业知识和技术优势，共同推动医学影像技术的创新与发展。这种跨学科合作不仅能够拓宽医学影像学的应用领域，提高诊断的准确性和效率，还能促进知识的共享和转化，推动医学影像学科向更高水平发展。

（三）教学科研方面

教育是发展科学技术和培养人才的基础，教学质量是办学的生命线，整合医学影像学科的建设离不开教育，这是培养高水平医学影像专业人才的重要基石。为了确保教学质量，整合医学影像学科建设应该致力于深化教学改革，更新教学内容和方法，建设整合型教学体系，紧密结合临床实践，强化问题导向和案例教学，提高学生的实践能力和创新能力；强化与计算机科学、生物医学工程学等相关学科的交叉融合，培养具备跨学科知识和技能的复合型人才，构建层次分明的整合型人才梯队。

同时，除了注重知识体系的整合外，还应注重知识与技能实践的整合，在临床实践中注重培养学生的实践能力和科研创新能力。通过参与实际的临床操作和研究，学生可以深入了解医学影像技术的实际应用，积累宝贵的经验，并不断提升自己的技能水平。鼓励学生积极探索新的医学影像技术和方法，并引导其进行科学研究，加强科研成果转化，促进科研成果的应用于临床实践，以推动学科的创新发展，为患者提供更加精准、有效的诊断和治疗方案。

（四）人才培养方面

人才是医学影像学科发展的核心驱动力。在整合医学影像的人才培养方面，可以从两个层面进行解析。首先，对于单一个体而言，整合医学影像人才应该具备跨学科知识、技术、技能及实践背景，且兼具管理、科研教学能力，属于复合型人才。培养一批具备跨学科知识和技能的医学影像专业人才，可通过加强内部培训、鼓励外部进修学习、促进升学深造及开展广泛的学术交流与合作等措施，不断提升区域内影像医师的诊疗水平与质量。努力提升高层次人才的比例，引领和推动区域前沿技术的创新发展，以满足社会对优质医疗资源日益增长的需求。其次，对于人才队伍而言，整合医学影像要求建设涵盖不同学科背景、具有不同职责的人才队伍，以满足学科发展的需求。通过一系列人才培养举措，打造一支高素质、专业化的医学影像人才队伍，为医学影像学科的持续发展提供坚实的人才保障。

三、整合医学影像的建设目标

（一）医疗层面：打通临床—亚专科—影像新技术路径

临床医学亚专业的细分，是学科建设的重要环节之一，也是专业技术走向高层次的发展之路。在医疗层面，整合医学影像的首要目标，是建立以疾病诊治为导向、以患者服务为中心的亚专科建设制度，并通过与临床优势学科整合，为患者提供"一站式"临床服务路径，也为临床诊疗策略的制订提供多维度影像学证据。在此基础上，围绕自身特色发展新型影像诊疗技术，打造并建设品牌亚专科。围绕特色技术和特色亚专科，通过适宜技术推广及实施，建立区域内的医疗联盟，发挥辐射作用，整体提升区域内影像诊疗服务水平。

例如，山东大学齐鲁医院心血管内科为国家重点学科、国家临床重点专科、全国重点实验室，经过多年的努力，其冠心病动脉与粥样硬化、结构性心脏病、心律失常、心力衰竭与心脏重症、高血压、心血管影像、肿瘤心脏病等7个亚专科建设不断推进，紧跟亚专业领域国内外发展趋势。其中，影像亚专科在心脏超声诊疗新技术的开展及科技创新方面，在国内名列前茅、享有盛誉。这个实例表明，与临床建立良好沟通及合作桥梁的模式，是医学影像学科可持续发展的基础。

（二）科研层面：围绕影像技术研发开展跨学科研究

在科研层面的发展目标，一方面是围绕临床亚专科的需求，开展具有转化潜力的高质量研究/研发工作。依托医疗联盟及多中心临床研究的开展，收集标准化图像数据并建立大数据中心，拓宽跨学科研究内容。另一方面，应当依托平台，积极开展学科间、机构间以及国际跨学科研究工作，提升平台总体科研水平。例如，中国医学影像AI产学研用创新联盟（CAIERA）于2018年在上海成立，该联盟以中国医学影像AI事业及相关产业技术创新和发展为目标，旨在有效整合行业产学研用各方资源，建立、健全产业上下游、产学研信息、知识产权等资源共享机制，建设人才培养、国际合作平台，推动诊疗指南、操作规范体系的建立，贯彻落实国家自主创新战略，有效促进中国医学影像AI事业及相关产业技术创新发展与协作共赢。截至2022年，中国医学影像AI产学研用创新联盟汇聚了50余家企业、110余家医院和35家相关的科研院所，致力于将大数据、人工智能、5G等技术赋能医疗服务，成果显著。

（三）教学层面：推进整合型医学影像教学改革

围绕整合型医学影像的思路，推进医学影像专业全阶段教学改革势在必行。在本科生培育阶段，要将跨学科课程体系、教学实践培训、双创能力培养等作为切入点，将人工智能、计算机科学等涉及影像相关学科的基础课程融入。在研究生培育阶段，则需要从研究课题方向入手，围绕医学影像领域的关键科学问题，通过组建跨学科导师组，培养研究生学会应用跨学科工具解决科研问题，并鼓励开展跨学科课题，培养具备多学科知识及技能体系的复合型人才。

新医科建设及AI 2.0时代赋予医学影像学教学改革新的方向、思路和技术。例如针对传统教学中存在的问题及不足，右江民族医学院附属医院以影像核医学为例，充分利用新医科、5G 网络等提供的有利条件，从教学目标的制订、教学视频的录制与发布、视频知识回顾、课堂教学、课程思政、课堂总结、线上及线下互动、建立多元评价体系，精心设计、完善各个模块，构建高质量的医学影像学翻转课堂教学模式，提高了课堂效率，培养了学生的综合能力，取得了良好的效果。

第三节

整合医学影像的发展："循序渐进"

一、整合医学影像的阶段式发展

绳锯木断，水滴石穿。新事物的发展需遵循自然规律，是一个潜移默化的过程。医学影像已有百余年发展历史，是循证医学的重要组成部分。传统的医学影像科与检验医学、麻醉、功能科等被定义为辅助科室，而整合医学影像的建设思路则是打破这种惯性思维，通过整合医学影像科及临床科室等不同学科资源，建立一个高效、先进、医教研协同的综合性学科平台，为疾病的诊断与治疗提供科学、直观的依据，推动医学影像学科的持续发展，其过程必然是一种阶段性的螺旋上升。从二维至多维解剖形态到功能影像，从宏观结构学到微观分子影像，医学影像学科在新时代的发展尤为迅速，而随着技术的更新换代，以及信息化、网络化的发展，"整合"已逐渐成为医学影像学科的发展特色。同时，整合医学影像的最终目标，不仅仅是临床科室的整合，而是医疗服务、科学研究、教学、人才队伍以及平台的全面整合，形成学科建设的新范式并进行推广。

（一）第一阶段：凸显特色，整合平台

各影像科室发展不均衡是学科整合面临的首要难关。在这个阶段，各影像专科应优先做好顶层设计，对照医学影像诊疗中心总体建设需求，"整体规划，分散执行"，即在不同医学影像专科中，设置符合发展需求的亚专科，以便后续顺应发展时势，开

展整合。将介入专科纳入医学影像学科，是学科功能上从"诊断"发展至诊疗一体的重要举措。影像（含放射、超声、核医学等）引导下的微创介入技术是医学影像新时代发展的特色，也是当下医学影像学科实力的重要体现。在介入技术稳定的基础上，设置介入专科，开展介入病房建设，并将介入方法及类别多样化，开展放射介入、超声介入微创治疗等。

整合科教平台是实现学科整合的优先切入点。通过建设医学影像基础平台、引进高水平复合型人才、开展高水平临床研究及转化研究、加强不同科室间的学术交流，逐步内化整合理念。

（二）第二阶段：创新技术，科室整合

基于第一阶段的工作布局及成效，各分支学科发展趋于均衡，可着手建设医学影像中心。除了强化单一分支学科的技术要领外，还可通过打破分支学科间空间与理念上的壁垒，以MDT、融合成像等为抓手，在临床上率先开展联合影像诊断，科研上开展诊疗一体化，集中力量，提升水平，建立品牌。在这一阶段，应加快学科的发展速度，对照各级重点专科的发展要求，大力提高医疗服务质量；巩固新技术的开展态势，积极申报各类医疗新技术，保证技术开展的稳定性、持续性。同时，广泛开展各专科间的医疗及学术交流，固化整合模式。另外，应逐步完善新架构、明确中心运营制度，凝聚各影像专科的力量，促进学科整体发展效能及进程。

在奠定一定科研思维及平台的基础上，有目的性地开展学科基础科研及临床科研工作，从院内、院外等多角度开拓科研合作面，例如，在院内联合各影像专科及相关临床科室，开展高水平临床科研，解决实际临床问题。在研究方面，通过建设医学影像研究所，发展具有特色的基础研究及转化研究。

（三）第三阶段：稳定模式，全面整合

在临床科室、科研平台充分整合的基础上，应进一步扩大学科的整合面，形成可持续发展的态势。例如，在人才梯队建设方面，大胆引进以工科、理科等专业背景为主的人才，加强人才队伍的内部整合，打造多学科交叉的复合型人才团队。在相关人才支撑下，逐步建设原始创新性更强的研究体系，如新型影像设备研发，并结合临床资源推进转化。与此同时，需重点考虑教学整合，培育适应整合医学影像发展、具备多学科交叉的知识和技术基础的复合型人才，为整合医学影像的发展提供人员基础。

在人才团队建设的基础上，考虑进一步夯实平台资源。基于丰富的影像学数据，开展规范化、标准化的数据管理，并建立医学影像数据库，由跨学科人才组织及运营

管理，联动科研、临床新技术、远程医疗服务、区域性医学影像中心建设等工作，进一步扩大学科的影响力。此外，在规范、优质模式建成的基础上，结合学科发展及医院发展特色，可以以互联网、云平台及 5G 等技术为抓手，逐步牵头开展区域性或国家级的多中心临床研究，紧密结合本领域重点疾病防治的发展现状和趋势，研究并提出本领域的国家重点研究任务和实施方案，获得高水平临床研究成果产出，提升学科行业地位。

二、整合医学影像的建制变化

（一）整合医学影像的建制特点

随着医学影像技术朝着数字化、精准化、诊疗一体化方向发展，其在临床诊疗过程当中所担任的角色越发重要。整合医学影像主要是通过影像医学与核医学专业下设的各影像平台资源整合，具体指通过整合 X 射线、CT、磁共振、超声、核医学等成像平台（见图 2-3），与相关人员合力打造整合医学影像学科。整合医学影像的特点在于围绕临床医师及患者需求，以疾病为导向提供影像诊疗服务，指导下一步诊疗措施的制定。相较于医疗机构内所设置的单独的放射科、超声医学科、核医学科等而言，整合医学影像具有资源集中、效率更高等优势，能够实现人力资源、技术和医疗服务环节的全方位整合。

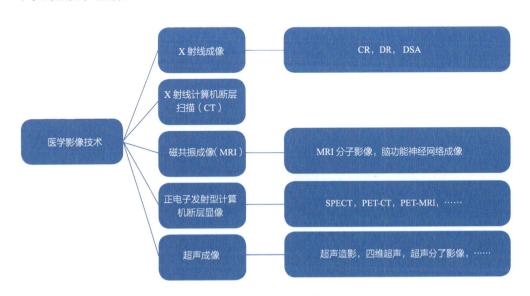

图 2-3 医学影像的设备构成

从表面上看来，整合医学影像只是对各影像科室进行资源集中，但实质上，资源的整合只是第一步，"合"后再"分"才是关键。围绕临床的特色科室、特色技术、常见病种等进行分析，根据疾病建立亚专科，如心血管影像亚专科、肿瘤影像亚专科、妇产儿亚专科等。以疾病为导向建设影像亚专科有两个较为突出的特点。

1. 整合化

传统的影像科室强调的是设备，建制上是根据设备或者影像模态划分人员、技术、影像诊疗服务等。如放射科有 X 射线、CT、MRI 医学影像等设备，因此，放射科的医生就能够在掌握这几类模态的影像诊断能力后，依托这些模态开展科研、教学等学科建设活动。而整合医学影像是以疾病为导向，强调的是临床和患者诊疗服务。因此，整合医学影像各个亚专科都是围绕疾病诊疗需求以及患者诊疗需求来布局医学影像设备的。如急诊医学影像亚专科，主要聚焦急危重症所需的影像技术，包括掌上超声/便携性超声、床旁 DR、床旁 CT 等，这些设备主要是围绕急诊医学诊疗过程中对急危重症的快速判别及持续监测、有创操作的影像学引导等医疗需求设置的。因此，整合并不是简单的资源集合，而是在资源集合的基础上以疾病为导向重新进行合理的资源分配。

2. 全程化

所谓全程化，即建立医学影像诊断路径。这种路径主要根据疾病的初筛、确诊、治疗监测的前后对比，或者是疾病病程的不同阶段来规划影像诊断路径，以满足不同时期的影像诊治需求。如急腹症的病因众多，首先要通过超声判别是否为阑尾炎症，并判别是否为产科或妇科方面的疾病。进一步可以通过腹部平片结合 CT 等方式判别是否为消化道穿孔、急性肠梗阻、肠扭转缺血坏死等，在处理完急症后，再通过MRI、PET-CT、增强造影等影像诊断以明确原发病的位置，从而为临床手术或药物治疗提供影像学指引及佐证。

（二）整合医学影像的建制调整模式

整合医学影像建设的核心在于建制创新，但传统医学影像科室建制实施已久，因此在空间布局、设备安置、护理及助理团队等方面仍需循序渐进地进行改革。整合医学影像的目的为通过整合医学影像各科室的设备、平台、人员、技术等资源，在集中资源的情况下，根据临床诊疗需求、学科发展需求、患者影像诊疗服务需求等重新分配资源，达到资源利用最优化。

首先，在管理制度上，根据新的建制制定管理制度及措施，审慎考虑保留现有的科室布局，以维护医疗服务的连续性和稳定性。同时，应重视学科建设的统一性，通过影像学科的整合与优化，形成统一的学科标准和规范。这种策略不仅有助于提高医学影像服务的整体质量，还能促进学科间的交流与合作。在具体实施上，主张"统分结合"的原则，所谓"统"是从影像学科建设上讲，把影像学科的医生、护士、科研助理等聚拢，在内在机制和业务发展上统一进行建设。所谓"分"是指这些人员的工作地点都在各个楼层所建的影像分中心。这种模式既能保证医学影像服务的专业性和效率，又能兼顾不同科室的特性和需求。

在第一阶段完善建制的情况下，进一步整合医院内临床科室的资源，结合临床特色专科及特色技术，以疾病优化为导向，重新布局影像学科资源。注意，该阶段的核心是以疾病诊疗需求布局影像资源，建立以疾病/器官系统为导向的亚专科。

与传统的影像模态决定诊断方式不同，以疾病诊疗需求为导向布局，即由影像科医生与临床医师沟通，根据疾病的治疗需求判别需要通过何种影像诊断方式提供所需的影像学诊断证据，建立影像诊疗流程。这种模式能够实现医学影像与临床之间的紧密衔接和高效沟通，为临床诊断和治疗提供更加精准、及时的影像支持。同时，这也有助于影像科室与科研平台的融合与发展，推动医学影像技术的不断创新和进步。例如，建立妇产生殖影像亚专科，在诊疗不孕不育的过程当中，按照诊疗流程分别通过妇科超声、子宫输卵管超声造影、内膜超声造影等进行初步病因排查，进而结合MRI、宫腔镜等方式进一步检查明确不孕不育的病因，从而选择促排卵、体外受精胚胎植入等方式对症治疗。通过整合资源，可以更好地进行学科规划和建设，优化资源配置，提高工作效率，同时保障人才培养的质量和效果。

三、整合医学影像的发展规划

随着医学各学科、学科各亚专业不断细化，不断发展出二级学科、三级学科，甚至是四级学科。专科细化结果有利也有弊，其优势在于可以提高治疗效率和精准性，促进现代医学的进步；其弊端在于随着专业不断细化，疾病区分更加细化，医务人员知识面掌握越来越窄，整体协作意识逐渐弱化。此外，学科之间的相互联系与合作不断减少，在给患者制订治疗方案时缺乏考虑机体内器官之间的相互作用与影响，也给疾病的诊疗带来了明显的局限性。而对于医学影像而言，我国大多数医院的放射、超声、介入等科室独立运行。由于高校传统教学模式主要为授大课及临床轮转相结合，尽管学生在不同的科室学习，但效果往往不尽如人意，临床技能掌握有限，不符合学科发展与人才储备的要求①。因此，学科间有机整合是医学学科发展的必然趋势。

在跨学科整合背景下，医学影像的发展优势在于其较强的学科融合性，可有效与其他学科协同发展，带动医疗体系的建设及整体进步。材料科学、生物医学工程的快速发展，特别是基因、纳米材料、人工智能等技术的显著进步，直接推动了医学影像技术的革新。短短数十年，医学影像技术经历了从二维至多维解剖形态的演变，从解剖成像到功能成像的进步，从宏观结构学到微观分子影像的发展。随着信息化、网络化的深度融合，图像融合技术和远程诊疗技术等不仅提高了医学影像工作的效率，还提高了诊断的准确率。医学影像存档及传输系统和远程放射学的快速发展等正在大规模地改变着影像医学的实践和服务方式，影像诊疗服务质量显著提高②。

当下，整合的理念正在不断深化至医学影像学科的发展规划中，甚至有的医院从管理角度出发，成立大医技部。这在一定程度上让医学影像专业学科建设和资源整合及配置有所改进③。而医学影像在医学中的地位也开始改变，不再仅仅扮演辅助或从属的角色，而是逐渐从后台走到了台前，引领着学科的发展。通过不断发展特色技术、提高影像服务质量、提升学术影响力、加强人才培育和人才队伍建设等，进一步推动影像医学的发展，并提升相关医院在医疗领域的竞争力。

（一）整合医学影像的医疗服务发展规划

1. 初创期：发展特色技术，打响亚专科知名度

初创期的发展规划，核心是完成以疾病为导向的专科建制，迅速建立亚专科，依托临床特色专科及重点专科技术辐射需求，加快引进新型诊疗技术。以新技术引领亚专科全面发展，提高疑难杂症的诊断率和临床治愈率。基于影像服务平台，整合临床专科，构建全方位的医学影像多学科综合诊疗体系，促进专科技术创新。其次，以信息化建设为专科发展抓手，将大型影像设备与影像大数据相结合，针对常见疾病的筛查、诊断中的关键临床问题，建立影像数据库，引入人工智能诊断平台，围绕临床疾病，建立智能化影像诊疗体系。通过人工智能大数据系统的建立，推动影像诊断新规范形成，提供"筛、诊、治、研"医疗全过程服务。初步建立云影像平台，提升信息化建

① 阳君，赵阳，金观桥，等.创"双一流"背景下医学影像学研究生教育教学模式的探索［J］.中国继续医学教育，2019，11（04）：55-56.
② 陈洁容，吴奕芬.浅析影像诊断学教学方法［J］.中国中医药现代远程教育，2015，13（18）：106-108.
③ 李培秀，张强，刘奋学.加强医学影像学科建设全面提升医院整体实力［J］.医疗卫生装备，2014，35（01）：150-152.

设水平，打破影像数据信息孤岛，实现不同医疗机构间影像数据互联互通，促进信息共享[1]。

2. 发展期：打造区域级影像中心，实现诊疗一体

在初创步建立影像数据库及云影像平台的基础上，逐步扩大应用范围，建设统一的区域影像数据中心，实现区域影像交互共享。通过院间学科纵向融合，搭建远程影像诊断平台，最大限度地合理运用优质医疗资源，实现影像信息区域协同赋能[2]，构建区域影像远程诊断会诊三级诊疗体系，缓解医疗卫生资源分布不均问题，建立具有专科特色的区域影像中心，扩大影像医疗服务辐射范围，提高区域影像医疗整体水平的同时扩大专科影响力[3]。立足临床需求，推进放射性药物的临床转化与应用，针对临床疾病，开展一系列临床诊疗新技术，利用放射性核素诊断和治疗疾病，全面反映病变基因、分子、代谢及功能状态，以及早期洞察疾病分子层面的信息。加快介入科的建设，依托医学影像中心建立介入手术平台，整合全院介入手术资源。

3. 成熟期：拓宽发展平台，聚焦国际前沿

依托多元化的发展平台，强化医学影像操作规范化、质量控制标准化，全面提高诊疗质量[4]。利用云影像平台特色，积极对接全国优秀合作单位，扩大云影像网络服务范围至全国。进一步规范影像数据库管理，建立适用于全国范围推广的影像数据库，并且根据国家级相应行业规范和数据标准建立有效的影像数据共享机制，实现影像数据库信息的交换和共享。通过不断地完善及规范，建立一流的标准化、规范化、可共享的影像数据库。以专科特色技术和区域内影像中心为抓手，以整合医学影像学与重大疾病诊疗为发展理念，与国际知名高校、医院建立紧密合作，交流专科技术发展及医学影像中心建设思路，建立医学影像国际化交流平台，拓宽专科发展视野及发展思路。

（二）整合医学影像的科研工作发展规划

1. 初创期：稳固基础，完善条件

稳固基础，完善人才队伍、科研平台建设是早期科研工作的核心发展目标。依托临床特色影像技术，建立基础及临床研究体系，完善科研平台建设。围绕整合医学影

---

[1] 曹坤，蔡双宁，陈维敏. 区域影像中心建设及应用研究［J］. 医院管理论坛，2019，36（10）：74-75+80.
[2] 高欢，杜吉利，项莉，等. 远程医疗协作网在医联体建设中的作用探析［J］. 中国医院，2019，23（12）：12-13.
[3] 刘彦君，梁涛，胡大伟. 桂西北医院联盟推进健康扶贫工作初探［J］. 中华医院管理杂志，2018，34（3）：185-188.
[4] 刘力. 医学影像科的内涵建设［J］. 西南军医，2010，12（05）：964-965.

像发展理念，整合校内的基础医学团队、计算机科学团队、机械工程团队等，通过跨学科研究生培养、引进跨学科学术骨干等方式，逐步完善科研人才的专业布局，建立整合型研究队伍，为开展跨学科研究奠定基础。以新型医学影像技术落地临床为最终目标，将临床需求作为重要导向，重点拓展包括新型影像探针、新型成像技术原理、智能化成像技术、多模态成像设备搭建等具有临床转化价值的研究方向，紧密贴合临床需求，实现原始创新。

2. 发展期：找准主动出击，拓展延伸

进一步找准方向，聚焦高水平、高质量科研产出，力争在具有国际影响力的高水平平台发表原创性研究成果。深挖较成熟的影像技术体系，对其生物学机制、物理学原理结合案例进行深入探讨，完善研究体系。在研究布局方面，依托区域性医学影像中心的建设进程，拓宽合作面，在区域内寻求跨学科合作。紧密结合临床资源，开展高质量临床研究，同步加强医企合作，与知名影像设备企业的研发团队交流，建立合作伙伴关系，将医学、科研、转化三个模块紧密联系形成闭环。

3. 成熟期：转化落地，聚焦国际

在全国医学影像领域建立一定学术影响力的基础上，积极对接国际，加强国际化交流，建立国际化整合医学影像科研团队。一方面本土化国际前沿技术，另一方面将成熟的特色专科技术推广至国际。在转化工作方面，在专利布局、软件著作等方面重点挖掘，完善知识产权壁垒，积极与企业推进转化落地工作。将团队已经成熟的影像新技术，借助区域医学影像中心的临床资源，开展大规模临床研究及转化，扩大科研转化平台，建立"医—研—转"良性闭环。

（三）整合医学影像的教学工作发展规划

1. 初创期：强化师资，建立金课

师资与课程是培育优质人才的重要基础。在加强师资队伍建设、壮大教师队伍方面，以建设思想素质过硬的师资队伍为核心理念，形成良好的师德师风，注重政治和业务双重考察，强化思政建设，落实立德树人。着眼整合医学影像，全面强化教师队伍建设，实行外引内培并举的政策。通过制订合理的人才引进制度，引进高层次复合型人才，提高教学体系的整合高度。建立完善的青年教师培养体系，明确青年教师的整合方向，拓宽教学体系的整合广度。鼓励教师开展课堂教学、网络自主学习、在线指导和实践整合等混合教学模式，不断完善以能力为导向的评价体系，夯实理论基础。

在教学模式建立方面，大胆创新与实践，从教学形式、教学内容等角度，对课程、教法等进行整合与整体设计，构建影像与临床、临床与基础、医学与人文等学科相结合的教学内容整合[①]，以及线上与线下、理论与实践、授课与讨论等方式相结合的教学形式整合，形成一种多途径、多渠道、多角度、多方位的整合型教学模式（见图 2-4）。

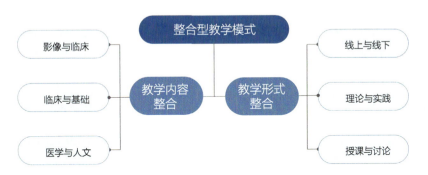

图 2-4　整合型教学模式

注重人才创新能力的培养，建立"产学研"联动、"医教研"并轨的教学闭环模式。延续整合的建设思路，整合临床技能中心、超声科、放射科及核医学，培养学生形成立体化思维，拓宽学生对医学影像学的整体认识；同时，也提出对研究生培养的教学科研时间前置，提高诊断人才的培养水平。通过实施院企联合培养，创建网络课程，开展医学人文素养培训等途径，从基础、实践、产研、医文等方面，多维度培育医学影像全能型人才。在课程方面，思政课程结合医德元素及医学人文模块，使医学影像专业与医学人文教育及思政理论同向同行，进一步促进课程整合。设置交叉学科课程，将影像学前沿技术融入教学，特别是人工智能，使学生能够系统、全面地了解国内外影像学的进展。建立完善的课程机制，将医学影像学核心基础课程、专业课程、交叉课程打造为国家级金课，并形成金课共享机制，强化交流。

最后，在住培医师培训方面，开展系统化医学影像医师培训，区域医学影像中心定期巡讲、授课或阅片比赛，"医疗下乡"等实地培训和网络培训相结合的方式，提升区域内医院影像诊断水平[②]。同时，依托智慧实验室加强区域影像诊断专业人员规范化培训工作，建设国家级住培医师培训临床技能模拟教学示范基地。区域内所有影

---

① 梅武轩，高卉，胡振武，等. 临床医学专业以器官系统为中心的课程与预防医学课程整合的初步探讨 [J] . 卫生职业教育，2019，37（07）：46-48.

② 李立，陈坤福. 区域 PACS 建设解决方案分析 [J] . 中国医疗设备，2017，32（05）：156-159.

像专业及其他专业人员均可以在线登录智慧实验室，参加实践培训、虚拟仿真操作及在线模拟测试。加大区域内医学影像专业人才培训力度，提高区域内医师影像诊断的综合能力。

2. 发展期：整合引领，打造生态

在发展期，整合医学影像的教学工作将更注重体系形成。医学影像人才培养应以培养岗位胜任力强的高素质应用型人才为目标，培养具备扎实的专业理论基础和较强的专业实践与研究能力，且具有强烈的事业心、责任感以及勇于开拓创新的复合型人才[①]。

在师资方面，可尝试组建跨学科导师组，通过建设导师组提高跨学科研究生培养质量，发挥群体的力量，使不同学科领域的专家共同指导跨学科研究生的学习和研究。结合医学影像专业型研究生培养目标要求，为保障教学质量，不断完善师资团队建设。首先，强化全程导师和过程导师的"双导师机制"，过程导师可考虑选择在交叉学科领域有建树的合作导师，实现教育教学范畴全面覆盖。双导师机制结合医学影像专门人才需要实时优化培养方案并定期评估培养效果，内容涉及外语能力、科研能力、医疗能力等训练内容[②]。其次，完善导师团队建设，通过整合以医学影像为核心的学科教研资源，组建导师团队，或从外引进研究生导师，使导师队伍结构更趋向合理化。最后，建立临床—基础导师交换跟学机制，不断完善导师知识结构体系，强化师资培训，保障教学质量。此外，主动转变研究生教育教学理念，坚持教书育人相统一，创新教学方法，与研究生建立学习共同体，帮助学生吸收专业知识并内化为行动指南，为学生做好知识学习及思维创新的引路人。

在教学模式上，推行临床与科研并轨教育的模式。科研创新能力的培养关键在于培养科研意识，而科研意识的形成往往与科研兴趣紧密相关。基于此，根据专业型研究生的培养目标要求，让专业型研究生认识到临床与科研相辅相成的关系，进而提高研究生对科学研究的兴趣。开展院内外专家授课、科内临床讲课及团队建设交流等活动，可有效加强研究生思想教育，提升临床及科研思维。同时在日常临床工作中，导师要善于引导研究生多从解决临床需求的角度出发寻找科研课题，形成科学的科研思维模式，帮助提高研究生的洞察能力；组织开展多样化的培训活动，如高水平期刊文

---

① 彭芸，张宏.基于科研课题的实践培养儿科影像医学七年制研究生创新能力[J].卫生职业教育，2012，30（20）：5-6.
② 颜汝平，平秦榕，梁剑伟，等."双轨合一"模式下专业学位研究生科研能力的培养研究[J].医学与哲学（B），2016，37（10）：88-90.

献阅读分析会、组内典型病例研讨会、临床诊疗指南阅读报告会等，调动研究生的能动性，培养自主科研能力[①]。

此外，依托临床医疗上建立的5G智慧医院平台，在区域内创建远程教学和医学再教育机制。同步分享教学读片、疑难病例讨论、文献汇报会以及小讲课内容，做到专业教学培训共享。还可以根据区域医疗协作单位的需求进行相应临床技能培训以及临床业务知识的交流、传授，提高区域内医院的整体医疗水平。通过分享区域内大型医疗机构的先进技术和影像专家的丰富经验帮助其他协同医院的医生提高诊断水平，更好地为患者服务。

在上述教学要素改革的基础上，进一步营造整合医学影像的教学生态，通过整合医学与工程技术、人文社科以及智能科技等科学门类的跨学科知识，打造全面且具有前瞻性的医学影像临床教学体系。医工结合，即引入工程学原理和技术，如图像处理算法、设备工程学等，培养学生在医学影像技术方面的创新思维和实践能力。医理结合，即强化医学影像与基础医学理论的融合，如生理学、病理学、解剖学等，加深和强化学生对疾病影像表现的理解和诊断技巧。医文结合，即注重人文关怀与伦理教育，如医患沟通、医学伦理学等，培养医学生的职业道德和社会责任感。医智结合，即利用人工智能、大数据、云计算等智能科技，革新教学手段，如虚拟现实教学、智能辅助诊断系统等，提高教学效率和质量。

3. 成熟期：完善体系，培育全才

教学质量以国家标准为基本要求，建立完善的教学质量监控体系，结合教学体系的合理性和实用性，制订适用于不同教师和不同实践基地的各教学环节质量标准。在严格执行各环节质量标准的同时，也要重点确保整合医学影像的"延展性"。各教研室不仅要注重医学影像模块内横向融合，也要重视工、理、文、临床等的融合。为培育医学影像全才，切实落实"教、学、研、产"多维一体的闭环式医学影像教学模式。

在前两个阶段的工作基础上，进一步完善对整合型医学影像教学对象的全过程监管，特别是对研究生的监管。为提高医学专业型研究生培养质量，需对研究生培养的全过程进行实时监管[②]。首先，在招生环节，尤其是复试时对学生的思想道德品格、创新能力、科研意识、临床理论知识及英文水平等多方面进行综合考核及评价，遴选

① 刘亮，张艳."双轨合一"模式下临床医学专业学位硕士研究生科研能力培养探析［J］.卫生职业教育，2017，35（20）：16-18.

② 王小霞，吕雅洁，郑明明，等.临床医学专业学位研究生培养过程质量控制研究［J］.中国高等医学教育，2020（05）：124-125.

合适的研究生。其次，加强研究生培养全过程监管。严格把关及管理学生的开题报告、中期汇报以及毕业答辩等关键环节的学习质量，要求研究方向确定后不得随意更改，研究工作开展过程中定期汇报课题进展，并在毕业前实施预答辩措施，确保学位论文的质量。此外，还需保证以上过程中参与的评审专家的数量及质量，充分发挥管理的作用。以多种形式促成学科里优秀的研究生与其他医院、学校、研究所等机构或单位进行交流，为研究生接触前沿科学研究概况及先进临床技能提供更多机会。

最后，发挥远端教学平台优势，利用 5G、大数据、云平台加强软硬件设施建设，通过远程影像平台开展院间远程会诊等，通过平台实现影像专业的远程教学及临床实践，全面实现医研反哺教学，完善闭环式教育模式。依托整合医学影像在该阶段的国际化发展工作，加强学术交流，注意培育学生的科研潜质、拓宽国际前沿视野；联合人工智能、基础研究等科研团队，通过多方合作，促进多学科融合发展，提高育人质量。着重培养不同层次的高水平人才，为整合医学影像学科建设提供高质量人才队伍[①]。利用医学影像学智慧实验室智慧云系统的优势，整合区域内数据资源，依据住院医师规范化培训中分阶段培育人员的模式，在教学中采取分阶段培育及实施不同的教学内容，因材施教，并制订规范化教学体系，从而实现区域内医学影像教学资源的共享，促进教学质量的共同提高。

---

① 王耀辉，付航，蒋帅，等.河南省县级临床重点专科人才队伍建设成效与对策探析 [J]. 中国医院，2021，25（08）：30-32.

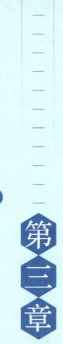

第三章

整合医学影像发展与
跨学科人才培养

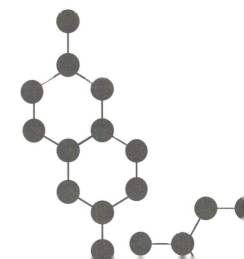

学科的发展离不开高素质、高水平的人才队伍。一个学科的人才队伍既代表了学科的核心实力，也决定了学科未来的发展潜力。在学科发展过程中，一方面高水平的人才队伍通过探索研究，取得突破性的成果，推动学科创新发展，对学科产生深远影响；另一方面，人才具有独特的创新思维和创新能力，结合新的观点和新方法，使学科始终保持活力和发展动力。

在新医科背景下，医学影像正经历着由技术革新与学科融合共同驱动的重大转型。学科集群化的推进、医学影像的整合化发展以及数字化与智能化技术的广泛应用，对复合型人才的需求日益凸显。整合医学影像学发展涉及多个学科门类，但在人才培育发展工作上绝不仅仅是不同学科人才的聚拢与交流，更重要的是培养和发展出具有多学科交叉背景的复合型人才，不同个体间紧密合作、相互配合，才能推动学科发展的齿轮。然而在我国，跨学科人才的培育模式仍需探索，人才培育的机制、策略和方法仍需进行较大程度的改革。

基于此，本章将围绕新医科背景下的医学影像跨学科人才培养，结合国内外高水平学科的新举措，以及主编团队自身在跨学科医学影像人才培育方面的经历，探讨如何通过整合资源、创新教育模式等方式方法，培养符合整合医学影像学科建设的跨学科医学影像人才。

第一节

"新医科"背景下跨学科人才培育的研究进展

学科发展的方向往往随着国家政策、社会对卫生健康服务的需求变化而不断调整，对应人才培育的模式也应当及时更新，尤其是随着健康中国战略的深入实施，对医学教育和人才培养提出了新的挑战和要求。2018 年，教育部明确提出"新医科"的概念，强调跨学科整合和创新思维在医学人才培养中的重要性，也对适应新时代的医学影像人才培养作出指引。总结近年来关于新医科解读的文献，主要突出的是"大"和"全"："大"是指"大卫生""大健康"；而"全"指的是"生命全周期"，从疾病治疗延伸至疾病预防、远期预后等模块。在目标上，新医科强调以人才培育为中心，以人才的岗位胜任力为导向；在行动上，强调的是循序渐进、个性化发展，而不是一蹴而就，更不是千篇一律，要结合各高校或机构的发展特点，主动开展深入的教学改革。

本节将围绕三个关键词——"新医科""跨学科人才培育"以及"医学影像人才培育"对近年来的研究进行回顾和总结，并为跨学科医学影像人才的培育策略提出奠定经验基础。

一、新医科的前沿研究进展

新医科提出的意义在于培养适应未来、符合社会需求的复合型医学人才，推动医学教育及健康服务产业创新发展。新医科的提出，也对医学影像人才的知识、能力、素质提出了更高的要求。2019年4月，中国教育部联合多部门共同启动"六卓越一拔尖"计划2.0，该计划旨在提高中国高等教育的整体水平，培养更多的专业人才，推动学科建设、教育改革和产业技术升级，进一步发展高等教育事业，其中又特别强调了"四新"建设的重要性，即加强"新工科、新医科、新农科、新文科"的深入发展。新医科作为应对新科技革命和产业变革的"四新"之一，旨在通过探索全球工业革命4.0和生命科学革命3.0，创造卓越的医学人才教育新模式，结合新一代科技革命和产业革命的发展，实现医学教育从"以生物医学科学为主要支撑的医学教育模式"转向以"医－文、医－工、医－理、医学+X交叉学科为支撑的医学教育新模式"[1]。

新医科不仅体现了技术进步与医学发展的相互促进，而且成为医学教育转型升级的重要目标和方向。有学者提出，新医科是相对于传统医科而言的，它既包括医学领域的新兴领域和新专业，又包括新的理念、内涵、教学模式、发展趋势、新方法和新技术。理解新医科的概念，应坚持"医"的本质、"新"的特质，以及新医科发展的方向[2]（见图3-1）。对于新医科中"新"的特质，有学者认为新医科与传统医科教育不同，它是指传统医学与机器人、人工智能、大数据等先进技术进行融合的新兴智能医学。它不仅是传统医学的延伸，更是顺应时代需求的自然产物，而不是传统医学

① 张挺，曲巍，王小飞，等.新医科背景下医学教育学研究生导师团队建设的探索与实践［J］.中国医学教育技术，2021，35（06）：677-680.
② 彭树涛.加快建设"新医科"着力培养卓越医学创新人才［J］.中国高等教育，2020（09）：35-37.

与其他学科交叉的产物①。

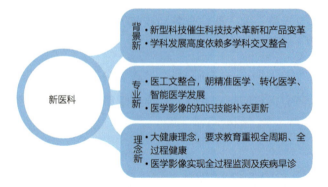

图 3-1　新医科的背景、专业及理念变化

与其他新兴学科领域（如新文科、新理科等）相比，国家对新医科的发展提出了更为具体的要求。《"健康中国2030"规划纲要》的发布为新医科的建设描绘了清晰的发展蓝图。新医科的建设不仅是对科技发展及健康中国战略实施的响应，同时也契合了"立德树人"的新时代教育体系的建设要求。

对于新医科的内涵，有学者分析指出新医科的特有内涵是精英化、终身化和规范化。精英化强调医学教育应从普及型转向培养精英人才，注重提升教育质量和学生的专业能力。终身化则是指医学教育和人才培养要贯穿学校教育、毕业后教育以及继续教育等多个阶段，形成一个连续的教育过程。规范化则是指医学教育应与国际标准接轨，建立和完善统一的教育标准和规范，以确保医学人才的国际竞争力。复旦大学何珂等人指出，基于新医科的内涵，医学教育要重点聚焦在新医科人才培养体系建设上，以促进新医科人才的全面发展。他们建议，以学科为基础，从培养目标、培养模式、课程体系、师资队伍、管理机制、国际交流合作以及招生就业等多方面实施人才培养改革，作为推动新医科发展的重要政策举措②。而对于新医科背景下的教育理念，有学者在分析健康中国战略与新医科建设之间的内在联系后提出，新医科建设应当秉持综合性的教育理念，通过促进多学科交叉融合来拓宽新医科的发展视野，并致力于培养具有综合素质的医学人才。

①　尚丽丽.新医科背景下医学研究生教育的思考 [J].医学研究生学报，2018, 31（10）: 1078-1081.
②　何珂，汪玲.健康中国背景下新医发展战略研究 [J].中国工程科学，2019, 21（02）: 98-102.

二、跨学科的概念及研究进展

整合是医学影像发展的重要助推力，而基于人才在学科发展中的重要作用，培养跨学科人才是医学影像整合发展的核心。"跨学科"（interdisciplinary）的概念最早由美国心理学家罗伯特·伍德沃斯于1926年提出，他强调跨学科不应只是简单地将不同学科相加，而应促进两门或是多门学科之间的深入交流和融合研究，但在当时并没有得到广泛认可。直到20世纪60年代，随着相关术语的普及，"interdisciplinary"才开始被大众普遍使用，并且吸引了大量学者开始对跨学科研究进行深入的探讨。1972年至1990年，跨学科研究领域发展进入"快车道"，众多跨学科研究的重要文献及研究著作面世。例如，*Interdisciplinarity Problems of Teaching and Research in Universities* 被称为"关于跨学科的重要文献"；1976年，第一个专注跨学科研究领域的学术刊物《跨学科科学评论》创刊，极大地推动了跨学科研究的发展。而作为跨学科主题的英文书籍 *Interdisciplinarity History Theory and Practice* 也具有较大的学术影响力。

国外在跨学科研究方面的开展时间更早，研究也更为深入。有学者提出跨学科研究的前沿性及优势在于解决问题，特别是社会亟待研究的问题。关于如何开展跨学科研究、哪些因素会影响跨学科研究开展进程同样引发了研究人员的思考。对此，相关研究者总结了影响跨学科研究的因素，其中包括环境因素及管理因素。环境因素包括资助、专业定位、体制支撑，而管理因素则包括团队、认知、处理难题和技术分类等。某研究团队以欧洲6所大学作为分析对象，总结影响跨学科研究的阻碍因素，包括传统思想的阻碍、缺乏联合平台、学术差异、资金保障不足以及人员缺乏等，并分析了导致这些因素的根本原因。针对这些因素，建立并优化跨学科研究的框架及模式至关重要。相关研究人员对跨学科研究的评估框架提出了7个一般性原则（研究目标的可变性，评价标准和指标的可变性，整合方法的利用，协作中社会因素和知识因素的相互作用，管理，领导，以及指导的重要性），为跨学科研究评估提供了一个统一的框架。国外的学者通过分析影响跨学科研究的相关因素，总结出了跨学科研究评估及实践的框架和原则等，对国内开展跨学科研究具有重要的指导意义。

我国的跨学科研究起步相对较晚，直到20世纪80年代，才真正开始全面推动和开展跨学科研究。与此同时，一系列跨学科或交叉学科学会和组织也相继成立，以促进学术交流和合作，关于跨学科研究的研究成果和著作也不断涌现。在跨学科研究的影响因素分析方面，有学者总结了六大影响跨学科研究开展的因素，分别是国家战略、跨学科组织形式、管理体制、运行机制、评价机制以及政策保障。此外，有学者为了全面地总结跨学科研究的不足，从跨学科的外部知识融合、内在知识汇聚以及科学合作模式三个不同的维度出发，更全面地剖析了跨学科研究对象，并为跨学科研究的发展提供了新思路。有研究从跨学科研究平台入手，以清华大学为例，分析了目标定位、运作模式、管理机制、人才培养以及交流合作等方面的特点，为我国其他高等院校的跨学科研究平台建设提供了借鉴依据[①]。有研究以国内 42 所首轮"双一流"高校的学者跨学科研究行为分析，指出"双一流"建设高校学者跨学科研究的主要动力来源于他们的跨学科背景以及学者自主探索的意愿。跨学科研究策略的实施受到学科特性的影响，而人才培养、学术交流、职称评定以及绩效激励则更多地促进了对文献综述等表层跨学科行为的推动[②]。再者，有研究基于单一学科与跨学科结构在知识生产模式上的相互依存与内在矛盾，提出"跨学科悖论"，指出只有形成深入了解跨学科研究发展的动力机制，理解其发展困境的呈现状态与内在成因，才能促进跨学科研究的发展[③]。

综上，跨学科研究提供了解决复杂社会问题的有效途径，受到了高度关注，但同时也面临着诸多挑战和障碍。为了解决这些问题，研究者们提出了多种评估原则、影响因素分析和最佳实践框架，以促进跨学科研究的健康发展。

三、跨学科人才培育研究进展

与传统的单一专业人才相比，跨学科人才在培育目标和方向上有着许多不同，这也要求相关人员在培育模式（包括课程体系设立、师资队伍建设等）上进行相应调整。在培育模式方面，有学者以蒙大拿州立大学科学教育学研究生的培养内容作为研究对象，对其培养模式进行了调查研究，总结出了一种混合学习模式，包括远程课程学习及实践结合、学术研究与学术研讨会结合等。还有学者则分析了美国三类教育专业硕士研究生（教育文学硕士、传统的教育学硕士和致力于课堂教学职业的硕士）培养模式上的差异，并重点探讨了第三类硕士在课程体系和学位条件上的培养区别。也有学者则对跨学科培育评估模式进行研究，探讨了学术论文在研究生教育质量评估中的

---

① 程飞亚, 张惠. 世界一流大学跨学科研究平台构建模式研究: 以清华大学为例 [J]. 北京教育（高教），2020（01）：66-70.

② 曹妍."双一流"建设高校学者的跨学科研究行为与策略分析 [J]. 中国高教研究，2022（03）：7-14.

③ 张琳，孙梦婷，黄颖."跨学科悖论"：概念界定、内涵分析及应对策略 [J]. 科学学与科学技术管理，2023，44（02）：3-18.

角色，认为论文评价工作应成为一项能提高教育质量的活动。从上述研究可以看出，研究者们通过对不同大学和专业的跨学科人才培养项目的深入分析，找出了存在的问题并提出解决方案，期望通过这些研究提升跨学科人才的培养质量。

国内众多学者对跨学科人才的培养模式进行创新实践及总结。有研究通过构建跨学科人才培养模式的划分框架，总结出跨学科人才培养模式既可以是单一要素的跨学科组成，如跨学科专业，也可以是同一要素的不同跨学科组合构成，如主辅修制度 ①，这种分类方法有助于人们更清晰地理解跨学科人才培养的多样性和复杂性。另外，有学者提出基于"项目式矩阵结构"的跨学科培养模式，其特点包括采用项目负责人制的管理方式，实施矩阵结构的师资队伍建设和管理，搭建相对独立的跨院部教学管理平台，以及设计跨学科人才教育对接方案。这种模式不仅灵活性高，还能够确保培养过程的稳定性和可持续性 ②。

综上所述，国内学者对跨学科人才培养的研究已经取得了较为丰硕的成果，从不同角度来看，跨学科人才培养模式仍然需要不断创新和完善，以满足科技进步和社会发展的需求。

四、跨学科医学影像人才培育的研究进展

医学影像是一种通过机器设备反映人体组织器官解剖形态、病变特点、功能特性的技术，与医学、光电、机械工程、计算机等学科的知识理论与技术发展密切相关，具备多学科交叉的属性。在此基础上，"新医科"的政策进一步引领医学影像人才培养朝着跨学科、多样化的方向发展，要求医学影像人才掌握医学、生物学、数据科学等多学科的知识和技能，以便能够应对医学领域中复杂的挑战和需求。参照成熟的跨学科人才培养项目的培养理念、培养目标、培养过程及保障机制 ③，近年来有学者对跨学科医学影像人才的培育模式展开探讨。

有学者认为，随着整合医学时代的到来，医学影像知识和技术也不断更新，应同步构建适应多学科交叉融合发展趋势的人才培养体系，培养复合型医学影像人才。这不仅仅是理念的更新，还包括课程体系改革、实践教学改革、医学影像人才评价体系

---

① 张晓报.跨学科人才培养模式的划分框架及启示[J].江苏高教，2014（03）：34-36.
② 孙燕芳.高校跨学科人才本硕联合培养模式的构建[J].学术探索，2016（01）：125-129.
③ 刘晓璇，林成华.研究型大学研究生跨学科培养模式的要素识别与模式构建：基于内容分析法的多案例研究[J].中国高教研究，2019（01）：66-71.

的完善等。信息化、数字化是医学影像发展的趋势，有研究通过建立"创新工作室"等科教平台，提升对医学影像人才在计算机辅助诊断、影像组学、人工智能影像等新兴领域的研发与应用能力方面的培养成效。在教学模式方面，有研究指出，创新信息化教学方法，同时建立全方位、全过程的评价考核机制，有助于培养跨学科医学影像人才。专业型研究生培养以住院医师培训联合科学研究模式为主，而为了提升这部分人才的岗位胜任力，有研究指出除了常规的报告书写、专业知识、病例汇报追踪等能力培训外，还可通过改变导师分配制度，配备责任导师，对人才的大型设备操作能力、科研能力等进行培训，保证人才培育成效[①]。

纵观国内外的研究成果，学者们在跨学科培养的研究策略上通常采用理论分析与案例研究相结合的方法，对跨学科培养存在的问题进行深入探讨。这些研究主要围绕影响培养模式的几个关键因素进行分析比较，包括培养模式、培养目标、课程设置、师资力量以及考核评价等，并在此基础上提出了相应的改进措施和建议。而对于医学影像跨学科人才培育而言，已有学者对培育过程的理念改革、模式变化、师资课程变革等具体细项开展研究。不难看出，跨学科医学影像人才培育是学科高水平发展的必要环节，也是重要推动力。在新医科背景下，深化对医学人才跨学科培养改革策略的研究显得尤为重要，这不仅有助于提高医学教育质量，还能够促进医学人才培育的创新和发展，进而有效推进一流学科建设。

第二节

跨学科医学影像人才培养的现状分析

在新医科时代的浪潮下，跨学科医学影像人才培养正处于动态发展之中，既蕴含着无限的机遇，也面临着不少困境。从外部环境看来，科技变革日新月异带动医学影

---

① 何媛婷，李玉丹，杜春梅，等. 基于岗位胜任力的医学影像学科住培学员教学探索实践［J］. 中国继续医学教育，2022，14（15）：151-154.

像技术快速发展，这一现状对跨学科医学影像人才的综合素质提出了更高的要求。从内部机制来看，它在多个层面呈现出不同的发展态势。新的培养元素不断涌现，有的促进了人才培养的进程，有的则与传统元素相互碰撞产生了新的矛盾。无论是从教育资源的整合，还是从人才输出与行业需求的对接方面，都能看出跨学科医学影像人才培养在当前环境下有着独特的表现，而对其现状进行深入分析则是探索有效培养路径的关键一步。

一、新医科背景下跨学科医学影像人才培育的挑战

在新医科背景下，医学影像学科对人才培育的需求和要求也相应地发生变化，对人才需求的变化也促使医学影像复合型人才除了掌握临床医学、医学影像相关知识外，还应熟悉且掌握智能医学、放射医学等工学、理学知识与技能。因此，知识体系也需要变更及扩充，进而使教师的知识及技能体系，甚至师资的配搭组合也发生了变更。一系列培育模式中关键要素的改变，对传统的医学影像人才培育体系带来了新的挑战，关于医学影像复合型人才培育体系的改革势在必行。

（一）知识体系变更

医学影像与物理学、工程学、计算机科学等多个学科形成的交叉融合发展，不仅丰富了医学影像的知识体系，也对人才培养提出新的挑战。新医科背景下的跨学科医学影像人才，应该在医学基础知识的学习上，补充并整合理工科、人文社科等领域的知识。在整合理科、工科方面知识的基础上，学生不仅要熟悉影像设备运作及成像的技术原理，还应掌握新型成像模式的成像机制、应用范围等。跨学科医学影像人才应通过学习整合信息科学、计算机科学等相关知识，学习医学影像数据的规范化获取及管理，并掌握自动分割、智能识别技术在医学影像领域的应用，从而为患者提供更精准、更智能化的医学影像服务。更重要的是，跨学科医学影像人才应该突破影像模态的限制，以临床疾病为导向，从临床需求以及疾病的急迫程度出发，结合医学影像诊断路径，综合考虑为患者选择最合适的医学影像诊断方式，为临床医师制订下一步的治疗策略提供多维度的影像证据。结合介入放射学、微创消融技术，医学影像人才还可充分发挥基于影像的空间重建与病灶识别能力，直接为患者提供诊疗一体的服务。综上，无论是新医科的要求还是临床诊疗的需求，单一学科的知识体系已经无法满足新医科背景下医学影像跨学科人才培养的需求，亟须进行医学影像学科知识的创新和丰富（见图 3-2）。

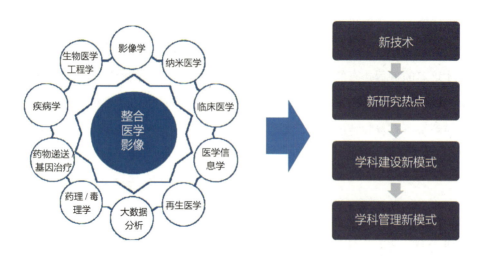

图 3-2　整合医学影像学的知识体系变化与学科管理变化的逻辑

（二）培养理念变更

为了培养适应现代国家卫生医疗机构需求的跨学科医学影像人才，医学影像的人才培育理念也需要调整。结合医学的发展历程，从经验医学时代、科学医学时代到目前的整合医学时代，每个阶段的不同特点决定了人才培育理念的差异。经验医学时代的人才培育理念是在经验传承的基础上更新技术，更依赖对课本和学习的实践，其创新发展来源于临床经验和经历。科学医学时代（生物医学时代）则进一步通过原理机制解释现象，其创新基于对原理的挖掘，从原理上实现突破，实现理论和技术创新，专业细分，人才的知识体系架构重在"深"，讲究单一专业、单一技术从原理、机制到应用的系统化、纵深型研究。例如，要了解某个成像技术的原理，需要通过技术挖掘，提高成像的分辨率或简化成像的过程，这也促使了不同影像亚专业的细分。整合医学时代的培育理念则在于"广"而"深"，讲究不同专业相关学科间的理论、技术、平台、人才整合后形成新的体系，再深入挖掘发现新规律。医学影像的技术创新来源于整合，即不同学科理论及技术的交叉，提出新的理论，带动技术创新。如 CT 成像本身的原理并没有本质上的创新，但是整合了人工智能技术后，提高了 CT 成像对病灶的识别率及疾病诊断的准确性。

新医科背景下跨学科医学影像人才的培养目标不仅仅是单纯的理论知识扩充，更要求综合能力的全面提升。在横向的知识网络掌握方面，要求培养跨学科人才掌握的医学影像素养除了具备临床医学、医学影像学的基本理论、基本知识和技能外，还需了解计算机科学、信息科学等基础知识与技能，加深对不同影像模态、影像与不同学科整合的新技术的理解。在纵向方面，影像技术在疾病精准治疗方面趋于成熟，因此要求跨学科医学影像人才除了具备较强的影像诊断、疾病鉴别能力外，还应掌握如何通过新型影像学技术对疾病进行治疗。此外，跨学科医学影像人才还应该具备较强的终身学习能力，能够根据临床需求及影像技术的不断变化与革新更新知识体系。然而，与目前临床医学人才的培养模式类似，医学影像人才的培养模式同样需要经历本科生、研究生、住院医师规范化培训、专业规范化培训等职业发展阶段，应根据各阶段的培养目标开展培养工作（见图 3-3）。无论哪个阶段，新医科背景下跨学科医学影像人才的培养理念与目标均发生了不同程度的变更，这也为人才培育工作带来了新的挑战。

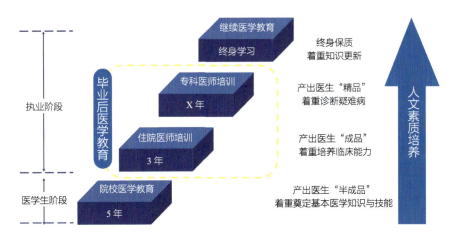

图 3-3 临床医学人才的发展途径

（三）教师队伍变更

教师队伍应该具备多样化的学科背景，且本身有牢固的多学科知识体系基础。组建教师队伍的过程中需要评估教师是否有足够的跨学科知识广度以及学术视角，能否为人才提供理论指导和实践带教。不少研究也提出，通过成立交叉学科专门委员会、组建交叉学科导师组等举措，确保培养质量和教育成效[1]。

立德树人是育才环节的核心。2016 年 12 月，习近平总书记在全国高校思想政治工作会议中指出："高校立身之本在于立德树人"[2]。教师应引导学生正确认识世界和中国发展大势。在新医科背景下，学生接触的知识面不断扩大，教师队伍更要注重将思政与专业教育相融合，让医学影像学专业课程与思政理论课程同向同行，形成协

---

[1] 黄娅 . 多学科交叉研究生培养模式探究［J］. 科技风，2022（28）：52-54.

[2] 习近平强调：把思想政治工作贯穿教育教学全过程 开创我国高等教育事业发展新局面［J］. 中国领导科学，2017（02）：4-5.

同效应[①]。医学伦理属于医学人文类教育模块，也是医学思政的重要组成部分。随着人工智能技术、远程影像诊疗技术的发展，病人隐私、资料泄露成为亟待解决的伦理学问题。因此，教师也应该加强对医学影像相关的伦理学现状的了解，并将其融入至思政课程中，提高医学影像人才的综合素质。此外，教师还应针对影像新技术制订规范化培训等职业发展规划。无论哪个阶段，新医科背景下跨学科医学影像人才的培养目标均发生了不同程度的变更，这也为人才培育工作带来了新的挑战。

传统的医学影像科（放射科、超声科、核医学科）是医院的辅助科室，负责配合临床医生的影像检查需求提供影像证据。随着医学影像技术的发展，传统的医学影像科不仅在诊断器官解剖及功能病变方面更精细、更智能化，且兼具治疗疾病的功能，已经成为临床各科室、大学各学科的桥梁。与临床医学相比，医学影像人才更强调实践能力，无论是影像诊断，还是影像引导治疗操作，都需要较丰富的临床实践和操作经验。因此，跨学科医学影像人才的教师队伍，在具备更广泛知识和技能的同时，还应该提高关于实践方面的教学水平。有学者指出，教师将科研成果应用于实践教学，开展创新性项目式科研实验有助于推进创新型医学影像人才培育工作。综上，教师队伍资质与组建方面的变化，也是跨学科医学影像人才培育的又一个重要挑战。

（四）人员类型多样

传统医学影像科室围绕临床需求设置，人员组成相对单一，主要由影像医生、护士、影像技师所组成。随着医学影像的发展，临床对影像诊疗需求的不断扩大，医学影像科室的人员组成也发生改变。从职责分工而言，可分为医师系列（含影像医师、临床医师）、护理系列、技师系列（包括医学影像技师、超声技师）、辅助岗系列以及科教系列。从专业背景上分析，医学影像科的人员专业背景涉及影像医学与核医学、特种医学、护理学、公共管理学、生物医学工程学、计算机科学等（见图3-4）。不同专业背景、不同职责类型的人才相互交错，彼此之间的专业背景及知识技术基础各不相同，这也为医学影像学人才的培育增加了难度。此外，医学影像就诊流程、研究内容、学科建制等都发生了较大变化。针对不同类型的人才制订具有学科交叉特性的、个性化的、提升岗位胜任力的培育方案，是目前整合医学影像学科面临的重要挑战。

---

① 李兴辉，李梅，张小明，等. 新医科背景下医学影像技术专业课程思政建设探索与实施［J］. 中国继续医学教育，2022，14（21）：12-15.

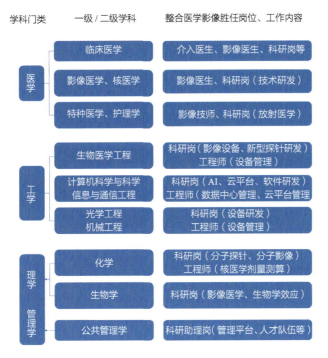

图 3-4　整合医学影像人才队伍的专业背景布局、岗位设置及工作分工

二、新医科背景下跨学科影像人才培养存在的问题

（一）培育理念的问题

理念滞后是影响目前跨学科医学影像人才培养的问题之一。突破传统滞后的教育理念促进不同学科之间的深度融合与协作，是培养符合社会需求的跨学科医学影像人才的关键。由于目前医学影像科室在岗位设置或研究生招收方面，放射科 / 医学影像科、超声医学科、核医学科、介入医学科依然是独立开展招聘及招生工作，因此在人才培育方面，特别是经历了研究生学历以上培育阶段的人才，往往限定深耕了某一影像科室的技能。正因如此，医学影像人才培育理念依然以教授聚焦于特定领域的知识和技能为主，提供更为专业化的教育路径，课程内容倾向于深入研究特定学科，而非跨学科的整合学习。在这样的背景下，所培育的医学影像人才所掌握的知识和技能相对片面，所能胜任的岗位和职责也相对局限。

现代社会需要的是具有综合素质和创新能力的人才，这就需要改变人才培育理念，提供跨学科的教育内容，鼓励学生进行探究式学习和批判性思考。首先，我国的跨学科医学影像人才培养体系还在发展初期。其次，长期以来学术界和教育体制都更加注重学科专业的发展，学科之间形成了较为固化的边界。这导致了跨学科研究的机会和资源相对有限，不同学科之间的交流和合作较少，培养跨学科研究人才的机制和体系也相对欠缺；跨学科研究需要各学科之间的合作和协调，但传统的学院和学科管理机制相对独立，难以有效促进跨学科研究的开展。此外，跨学科研究往往需要较长的时间和资源投入，但现有的研究评价体系偏重于学术产出和短期效益，对于跨学科研究的长期投入和成果评价存在一定的困难。再者，学科壁垒和管理体制的存在给跨学科研究带来了一定困难。传统的学科分割和管理模式限制了不同学科之间的合作和交流。

（二）育人模式的问题

教育理念决定高校人才培养的根本模式。跨学科人才的育人模式应贯穿从高等教育到职业继续教育的整个过程，从本科阶段的基础知识积累，到研究生阶段的学科交叉课题研究开展，再到逐渐形成独立的基于跨学科知识技能体系的解决方法。其中，研究生阶段的研究方向选择对跨学科人才培养具有深远的影响，它不仅决定了研究生在学术生涯中的专业领域，还影响着他们的知识结构、研究能力和创新能力。医学影像作为一门实践性和应用性很强的学科，其研究生培养的方向应该紧密跟随国家战略需求、社会发展和行业动态。根据编者团队发起的一项面向全国高校跨学科研究生培养现状的问卷调查数据显示，55%的跨学科研究生导师在研究生入组之前并没有明确研究方向。这一结果反映出，我国高校在跨学科研究生培养方案上仍存在不足，需要进一步改进和完善。此外，本书的作者在与医学跨学科专家访谈的过程中发现，不少专家认为目前高校很少设置专门适用于跨学科人才培育的课程（比如伦理和社会责任，这些都是医学教育中的重要内容）。而且，课程内容过于理论化，缺乏实践机会，这使得学生难以实现基础研究与临床的有效融合。为了培养出能够适应多元化学术环境和职业需求的跨学科人才，需要对现有课程体系进行深化改革，加强跨学科知识的教授和实践能力的培养，以确保培养人才具备多个领域的、均衡的知识结构和解决问题的能力。

目前我国医学影像学科技术类人才的育才模式仍相对单一，基本是通过院校培养结合医院临床实习的方式。医学影像学科涵盖了多种不同人员，他们之间的工作职责、思维模式的不同，也决定了其培育模式和培育目的各不相同。医师系列主要负责影像结果的解读及影像诊断下达，诊疗操作的开展及病房住院病人管理等。护理系列则主要负责特殊类型影像检查的准备、住院病人的护理操作以及科室物资采购管理。技师系列一般主修医学影像技术专业或医学相关专业，主要负责设备维护及日常操作、病人体位辅助、影像标准图像获取等技术类工作。辅助系列主要为助理岗，专业背景广泛，包含公共管理、公共卫生管理等，主要负责影像就诊流程的辅助工作。科教系列主要为学科科研及教学的总统筹人，一般主修生物医学、工程科学以及计算机科学等专业，作为学科科研活动的负责人，组织研究生开展课题研究、新型设备及技术研发、医学影像数据处理、数据分析管理、影像数据储存、实验平台管理等。不同系列人员的培养方向和负责的工作各不相同，应该完善"多线条培育模式"，并结合"个性化培育"的培育思路，才能适应目前医学影像学科跨学科人才培育的要求。

（三）师资匹配的问题

师资是人才培育过程中另一重要影响因素。鉴于新医科对医学人才培养提出的"精英化"模式，对跨学科师资的资质要求仍需提升。在编者团队进行的面向全国高校的问卷调查中发现，超过 50% 的受访导师认为其所在高校对跨学科教师的要求不明确或缺乏。跨学科团队的发展对促进研究的深度与广度、提高研究质量和创新水平至关重要。对跨学科人才培养而言，接触不同学科的知识对学生的职业生涯规划和未来的就业选择都具有积极的影响。

在实际开展跨学科研究时，无论是跨学科研究生还是导师，都会遇到更为具体的问题，如导师是否有足够宽广的跨学科知识视野以及学术视角，能否为跨学科人才提供足够的理论指导以及制订可行的课题方向。具体到医学影像专业，其课程具有医、工、理等多学科在不同层次上进行相互交叉、渗透的特点。但目前的教学方式仍十分单一，主要为单一学科背景的教师任教，在学术热点前沿、先进技术手段和设备等方面无法做到面面俱到。

结合目前的文献报道以及一些高等院校在开展跨学科人才培育过程中的经验总结，组建跨学科导师团队，更符合目前跨学科研究生培养的需求。但由于学科专业差异和研究兴趣的不同，跨学科导师团队的组建可能面临困难。这些困难分为两种情况：一是跨学科研究生无法找到具备跨学科研究背景和经验的导师，导致研究方向偏离；二是跨学科研究生被多个导师指导，但缺乏整体协调和交叉学科的指导。针对以上问题，有学者指出，在建设"医 +X"课程体系的基础上，通过学科带头人引领、高水平教师团队支撑、科学务实的管理队伍运营，以构建新医科多方协作的管理队伍和教师队伍。还有学者从教师能力提升的角度，对新医科背景下医学高校教师如何提升专业水平并适配复合型医学人才培养的需求作出了分析，认为应通过搭建教师专业的发展平台、改革教师教育课程体系、建设教师实践基地、健全教师激励制度四个角度出台措施[①]。有研究认为导师团队应设置研究生导师、专业副导师、交叉学科导师以及生活指导导师四类人员。研究生导师为研究生培养的第一责任人，负责整体课题设计；专业副导师帮助研究生强化工作岗位胜任能力；交叉学科导师补全研究生导师无法授予的相关学科知识和能力；生活导师则是从学习、生活、心理等方面予以建议及指导。因此，为了实现培育跨学科医学影像人才的目标，应对现有的师资标准进行调整，提升导师的水平，组建跨学科导师团队，保障跨学科人才培养效果。

（四）管理体系的问题

师资与课程体系建立的重要性不言而喻，但跨学科人才培养的管理体系不全同样影响人才培育效果。在管理过程中，由于缺乏足够的管理经验和理论指导，跨学科人才的培养过程往往缺乏系统性、连续性和可持续性。此外，不同组织体系间开展跨学科人才培养的方式和内容也存在差异。福建医科大学的陈晓春教授等人曾对新医科建设的困境进行回顾总结，提出了五个矛盾，其中一个就是"教育理念创新与教学改革滞后的矛盾"，其具体指的是新医科对教育和人才培养来说是一个全新理念，但目前的专业设置、课程体系、教学资源以及导师队伍等仍发展滞后，无法适应目前新医科理念下的发展，更将这个矛盾强调为解决新医科建设"最后一公里"的关键环节[②]。

此外，跨学科人才培养进程需要更灵活的管理监督机制以保障培育效果。根据编者团队面向全国高校的问卷调研结果，超过半数的受访导师认为其所在高校对跨学科人才培养缺乏管理及监督考核体系，导致传统的人才管理体系并不适用于跨学科人才管理。在跨学科人才培育过程中，不同人员本身的学科背景和主攻学科、主攻研究方向不同，导致他们的知识体系具有较大差异性，开展科研工作所需条件以及结果评价指标也差别较大。监督考核体系同样存在类似的问题。如何评估人才培育效果，如何建立新的个性化管理体系及考核标准仍是亟待解决的难题。若仍沿用传统的以"文章""专利"等为主要考核指标的"一刀切"式管理方法评价跨学科研究的培养成果，不仅会影响跨学科研究人员对开展交叉研究的热情，也容易误导他们的研究方向，从而导致研究质量下降和创新能力的不足。另外，学位授予及评价体系也存在系统性不足。现有的学位授予和评价体系主要以学科专业为基础进行设计和操作，忽视了跨学科人员的特殊性。在论文评审和答辩过程中，专家评审团往往以自己的学科背景进行评判，

---

① 徐凯悦，杨艳新. 基于新医科背景的医学高校教师专业发展支持服务探索［J］. 现代职业教育，2023（21）：169-172.

② 陈晓春，王世鄂，薛昭曦. 地方医学院校新医科建设的困境与路径［J］. 中国大学教学，2022（08）：74-77+82.

可能对涉及其他学科的内容和方法缺乏深入的理解，也就难以做出公正的评价。

面对跨学科医学影像人才培育过程中所面临的挑战与存在的问题，结合前面章节有关整合医学影像的内容，对于新医科背景下跨学科医学影像人才的培育，需善于运用整合理念进行指导，并积极采用整合管理的方法与策略予以探索。

第三节

跨学科医学影像人才的培育思路

跨学科医学影像人才的培育思路要在分析现状的基础上把握培育的整体走向，探索既符合时代需求又体现特色的培育思路。既要在核心原则上把握关键，又要在具体举措上精心谋划。从对国际先进经验的汲取，到本土人才培育路径的探索；从创新模式的开拓，到优秀导师团队的组建；从资源的整合到平台的搭建，跨学科医学影像人才的培育就是要将这些多元的要素进行有机融合，形成一个相互促进、相辅相成的整体培育系统。

一、新医科背景下跨学科医学影像人才培育原则

（一）培育目标：多元且前瞻

新医科背景下，要求所培养的跨学科医学影像人才不仅具备医学及医学影像领域的专业知识与技能，还要具备其他相关学科领域，如生物医学工程、生物学、物理学、管理学等相关知识与实践能力，并且能够对不同学科领域进行整合和应用。跨学科医学影像人才的培养目标通常旨在培养出能够适应新一代技术革命（特别是人工智能方向）的高层次医学创新人才，他们能够运用跨学科知识解决医学领域的前沿问题[1]。

---

[1] 顾丹丹，钮晓音，郭晓奎，等."新医科"内涵建设及实施路径的思考 [J]. 中国高等医学教育，2018（08）：17-18.

基于此，跨学科医学影像人才的培养目标应该具备多元化及有前瞻性的特点。

所谓多元化，即要塑造跨学科人才的综合能力优势。新医科背景下培养的跨学科医学影像人才，不仅在能力上要满足当前医学影像及相关领域的发展需求，还应同时适应社会发展乃至全球化发展的需要。在培养方向层面，不仅对人才所掌握的知识、具备的能力、综合素质等有统一性要求，还需要对应学生在不同学科交叉发展需求上具有个性化方向。在远期培养目标方面，跨学科医学影像人才不仅仅能从事医学影像、临床医学及相关领域的一线工作及管理工作，还应具有创新发展的潜质，通过跨学科知识体系及技术体系整合，探索并研发新的技术以解决单一学科无法解决的医学问题，具备成为行业内的中流砥柱乃至领军人物的潜质[1]。

所谓前瞻性，是指以动态、实时的角度看待跨学科医学影像人才培养的目标。跨学科医学影像人才不仅能够作为核心推动力，支撑医学影像学科良性发展，还应该作为医学影像人才队伍的"火车头"，引领医学影像学科高质量发展。随着多学科交叉的深入，医学影像学科发展迅猛，而一个医学影像人才的培育至少需要经过本科、研究生、住院医师培训、专科医师培训等阶段，具有周期长、持续性强的特点。因此在制订跨学科人才培养的阶段目标时均应该高瞻远瞩，预判未来医学影像发展需要的人才是什么，从而培养出在经历漫长的培养周期后依然能够具有岗位适应力，甚至作为学科领军人物带动学科发展的高层次人才，从源头上打破跨学科人才培育与目前医学领域用人需求脱节的僵局，保证培养具有跨学科知识基础、复杂问题意识、创新精神和实践能力的人才。

（二）培育过程：创新融文化

在明确跨学科医学影像人才培养目标的同时，也应重视人才的培养过程环节。培养过程是跨学科培养的主体环节，也是具体影响培养成效、培养质量及培养目标的环节。传统的医学影像人才培养模式，是在本科阶段设立医学相关基础知识及实践环节，研究生或继续教育阶段专门围绕特定的影像技术，如放射、超声、核医学等进行更加专业化的培养，最后培养出能够在某一专业具有扎实知识及操作能力的专业化医学影像人才。然而，在医学影像整合化发展的背景下，疾病导向的医学影像划分模式，人工智能、大数据等数字化医疗技术的深度融入，传统的培养模式及过程并不能满足培养需求。为了确保跨学科医学影像人才的培养能够符合新医科背景下医学影像的发展

---

① 屈波，刘拓.高水平特色大学创新人才培养多元化模式探索[J].中国大学教学，2010（11）：56-59.

趋势，有学者探讨通过跨系培育、跨校培养等新模式，促进人才的交叉知识积累以及人才的科研思维形成①。医学影像人才培养过程中的各个环节不仅要创新，而且应该体现协同。所谓协同创新，是指应从整体上对培育过程进行链条式改革，而不是孤立地改革某个培养环节，如改革课程体系的同时，应同时思考师资、平台、保障以及考核等。另外，不应忽视学科文化的融合对人才培养过程的作用。学科文化是推动学科建设的精神动力，对学科发展具有重要意义。在整合视角下，当不同学科相互交叉时，其相应的文化也在碰撞和交流中逐渐融合。当各种学科文化达到最佳融合点时，学科间的界限得以消弭，从而实现深层次的整合，为解决新的复杂问题提供创新的视角和方法。因此，在跨学科人才培养的过程中，应当注重营造促进跨学科间交流与合作的良好文化氛围。

（三）培育保障：多渠道全方位

我国跨学科人才培育工作还处于起步阶段。基于影像医学人才培养本身的特殊性，需要建立完善的保障机制才能确保跨学科人才培养工作的顺利开展。对人才培育工作而言，保障机制包括政策支持、平台支持及资金支持等。政策支持指的不仅仅是国家层面颁布的政策指引，更强调高校、医院、研究院所等执行层面对跨学科人才培养的政策指导工作。四川大学的张林教授曾基于华西医学中心的发展，对新医科建设及医学教育创新提出了"华西方案"，指出要积极构建"政策—平台—渠道"全面融合、与服务健康中国战略需求相匹配的新医科人才培养体系②。此外，医疗政策对跨学科人才培养具有更直接的指导意义。医疗政策通常会直接或间接地影响到医学教育和研究，特别是医疗政策中的伦理和法律要求。

如果说政策支持为跨学科人才的培养提供引领方向，那么平台支持则是为跨学科人才培育奠定硬件资源基础。组建跨学科培育平台无疑为交叉复合型拔尖创新人才培育提供了坚实基础。浙江大学在组建培育平台方面的工作做得较为出色。浙江大学拥有丰富多样的学科生态，存在包括学科门类齐全、层次结构丰富以及交叉学科平台集聚等自然优势。2016年，浙江大学启动了名为"医药＋X"中心的多学科交叉人才培养卓越平台试点计划，旨在推进多领域交叉的人才培养专项计划。该中心是一个多学科交叉的人才培养中心，以医药学部为主导，与浙江大学工学部和信息学部、求是

---

① 陈照宏，卢贺成，张斌，等．新医科背景下基于影像技术平台跨校联合培养医学工程专业研究生的可行性［J］．中国医学教育技术，2021，35（03）：296-300.
② 张林．加快新医科建设推动医学教育创新实践［J］．中国大学教学，2021（04）：7-12.

高等研究院、转化医学研究院、浙江大学附属医院的三个创新研究中心协同合作，整合各方优势资源，以问题为导向，聚焦国家产业和社会发展战略，设立交叉培养方向，致力于将生命学科与医科、理科和工程技术学科有机结合，推动产学研合作，助力我国创新发展[①]。

考核及评价体系是保障培育质量的一大关键。与其他专业相比，医学影像专业是更偏重实践操作的专业，强化跨学科医学影像人才的实践能力符合当下的培育目标。但如何建立合适的考评体系则是一大挑战。有学者指出，医学影像人才的实践创新能力，应该由课程教学指标、实践教学指标以及教育成效指标三个部分组成，另外还需要综合考虑外文文献阅读能力、写作能力等。基于实践创新建立的考评体系，一方面不仅有利于人才培育模式的优化，使之与人才培养需求相对应，另一方面也增强了学生自主学习的能力，保障跨学科医学影像人才培育的需求。在创新能力考核体系方面，天津医科大学尝试了技能考核与毕业论文结合的考核方式，即"应用型"及"学术型"技能考核，并建立了工作流程、评分标准、过程质量控制及管理方式等，保障考核的效果及评价的客观性，为培育适应学科发展需求的医学影像人才提供了新方法[②]。

综上所述，跨学科人才的培育过程需要多渠道、全方位的保障机制协同支撑，应从整体、全面的角度去思考跨学科人才培育所需的保障条件，确保人才培育工作顺利开展。

二、新医科背景下跨学科医学影像人才的培育举措

（一）国外培养经验总结

相较而言，国外在跨学科人才培育方面起步更早、经验丰富，且已经形成了较多成熟的培育模式。在医学影像人才培养方面，尽管不同国家对于医学影像的专业命名或划分不尽相同，但从人才培养目标的角度依然可以总结出可在国内医学影像教育中落实的经验。学科交叉融合与技术迅猛发展是医学影像学的两大特点，也是影响医学影像人才培育的两大重要因素。因此，知识技能多元化、跨学科、学术氛围活跃、能力全面等特点也是国外医学影像教育体系的重要特征。

与临床医学发展相比，医学影像学科相对年轻，其独立发展也仅有 50 多年的历史。

---

① 刘晓璇. 研究型大学研究生跨学科培养模式研究［D］. 浙江大学.2018.

② 吕旻，孙少凯，梁猛，等. 新医科背景下创新型医学影像技术专业人才能力考核与管理模式探索［J］. 医学教育管理，2023，9（02）：185-190.

因此，国内外对医学影像学科的名称的说法尚未统一。在专业设置方面，美国、欧洲各国、日本等的"放射学"或"放射诊断学"与国内的"影像医学与核医学"的范畴与概念大体一致，均涵盖了放射技术、超声、核医学等多个领域。与专业设置对应的是，在医院科室的建制方面，国外的放射科通常不仅仅包括 X 射线成像室、MRI 室和 CT 室，还包括超声室与核医学室，这与国内的影像科室布局有所不同。除了专业名称和医院科室建制方面，国内外对医学影像人才培养，特别是跨学科医学影像人才方面有许多不同。对此，编者对国外的人才培育经验总结为以下三点。

1. 以复合型医学影像人才为培养目标

在专业设置方面，我国普通高校本科专业医学影像相关的专业主要包括医学影像学和医学影像技术。医学影像学为五年制医学专业，其培养的人才类型是医学人才，需要在知识、能力和素质方面初步达到临床医生的基本要求，毕业后主要从事医学影像学、介入放射学、核医学、放射治疗学等相关的工作。而医学影像技术则是理学四年制专业，培养的人才类型是理学人才，为医学相关技术从业人员。而实际上，医学影像学培养的人才更多是诊断医师，在医学影像科工作。核医学、放射治疗等相关工作岗位更多由临床治疗医师负责。

在国外，专业划分使得人才培养的目标更加明确细化。以放射技术人才为例，美国的大学就设置了放射线摄影技术、核医学技术、放射治疗技术、超声技术、影像诊断技术等 5 个专业，相关人才主要从事放射线技师、核医学医师和放射治疗医师等专门技术岗位。另外，部分大学还设置了医学物理专业，主要学习诊断成像物理学、放射治疗物理学等，毕业后作为医学物理师类的理学人才。在人才目标方面，定位于理工医融合发展的应用型医学人才培养；在岗位胜任力培养方面，国外的医学影像专业也兼顾了放射治疗技术人员、核医学人才的培养；在综合素质培养方面，国外的医学影像学教育还强调传授放射学在临床诊断和管理中的作用，要求学生学习医患沟通技巧、辐射风险等知识。

2. 课程设置覆盖多个学科

围绕教学目标，国外医学影像人才培育在课程设置方面同样体现出跨学科的特点。以英国设置的医学影像技术与工程专业为例，其课程不仅涵盖传统的临床医学和医学影像类课程，如解剖学、生理学、病理学、影像诊断学等，还包含了不少体现跨学科特色的课程类别，如医学影像后处理、辐射防护学等医工交叉课程。而美国的医学影像课程设置则更具"医理结合"的特色，课程内容包括视觉心理物理学、放射生物学、医学健康物理学等。学科交叉类的课程设置，使得所培育的人才具备了复合型的知识体系及技能，在开展医学影像相关工作方面更适应，也为其开展影像相关跨学科研究奠定了扎实的基础。此外，国外的医学影像教学还重视不同课程之间的整合。如牛津大学、剑桥大学等将医学影像的临床类课程与解剖学、诊断学深度结合。与国内的医学影像课程以一系列课堂讲座为基础集中安排不同，国外的医学影像相关知识和课程，按照器官系统被分散安排在各个相关医学课程中，更强调临床导向。这种模式不仅能提高学生知识架构的系统性，使学生的基础理论与技能能够与临床需求协调发展，也能使影像学更好地融入临床实践，促使学生寻求不同知识之间的交叉创新点，从本科阶段就建立跨学科知识的应用能力，逐步培养跨学科的思维模式和创新能力[①]。

3. 教育模式创新

在教育模式上，国内外的医学影像学课程均分为临床前和临床两个阶段。以美国为例，美国的医学影像教育是建立在学生已经完成大学四年的理工科课程基础上开始的。所以在临床前阶段，学生一般通过讲座、小组学习、技能课程等学习医学影像学。我国高校的医学影像学培育模式是分为传统的课堂讲座和临床实践。自主性的学习模式安排更有助于学生提升医学影像的综合能力水平。除此之外，国外的医学影像教学强调科学研究在培育人才中的重要性，形成了科教融合的教学模式。以英国为例，英国的影像学院要求学生通过参加并完成特定的科研项目获得学分，而这种学分的占比权重与完成一门课程的学习一样重要。因此国外的医学影像学生参与科研项目的积极性较高，也常常通过参与项目提升自己的动手能力与科研能力。

结合前述的国外医学影像人才的培育举措，特别是在跨学科医学影像人才培育方面的方法和模式，可以总结出以下几点经验。首先，在培育目标方面，应将培育"医 – 工 – 理"多学科交叉的复合型医学影像人才，使其能够胜任包括临床诊断医师、科研工作人员、研发人员等多个岗位作为人才培育目标。其次，围绕培育目标，注重不同交叉学科的课程设置，还应关注如何将不同课程进行整合，帮助学生建立跨学科的知识体系和思考模式。最后，在教学模式上，尽可能采用"科教结合"的教学模式，将教师的科研项目与教学紧密结合，培育学生的科研能力与思维，帮助学生接触和理解前沿的跨学科知识及技术，激发学生的创新能力。

---

① 许晶晶，邓国芳，禹华良，等.国内外高校医学影像学教育比较研究［J］.中国高等医学教育，2023（04）：24-25.

新一轮科技革命和产业变革蓬勃兴起。得益于此，医学影像的发展也逐渐呈现多元化、跨学科化的趋势，影像学科与工学、理学等学科门类的交叉融合更加紧密。在新医科的大背景下，不同于传统医学的单一模式，它依托人工智能、大数据等新兴概念，并与精准医学、转化医学等医学前沿领域紧密结合，旨在探索医学与文、理、工等多学科的交叉融合和创新①。在我国跨学科医学影像人才培育过程中，应该拓宽视野，用国际化的视角结合和人才培育的实际情况，通过借鉴国外先进的跨学科人才培养成功经验，构建和运行具有整体性和系统性的培养方案，这对我国全面深入开展跨学科人才培养具有重要的意义。

（二）人才培育路径

1. 建立医学影像思政培育体系

"医学教育，思政先行"，过硬的思想觉悟、高尚的医德医风对医学影像人才的培育至关重要。如何通过课程思政教育提高医学影像人才的综合素质，包括职业道德、职业价值观、职业素养等，将思政教育深度融入整合医学影像育才体系中，是制定育才路径时首先要考虑的问题。2017 年中共中央、国务院印发的《关于加强和改进新形势下高校思想政治工作的意见》，代表着教学育才要以政治性引领专业性，在医学影像专业教育中要实现社会主义高等教育的立德树人目标。然而，围绕医学影像专业背景设立并实施有针对性的思政课程仍存在许多问题和难点。

有学者对此提出了自己的见解，如通过构建医学影像思政资源库推进培育体系的建立。医学影像的思政资源库的内容应包括医学影像学的发展史，医学影像学的逻辑思维，辐射相关的法律法规，我国医学影像领域的重要专家、发展成就、职业素养等。通过学习医学影像的发展史，了解 X 射线等作为医学影像工具的被发现过程，激发学生对科学的热爱，并让学生了解影像设备从高度依赖进口到我国自主研发的历程，提升学生的民族自豪感。通过了解辐射相关法律法规，让学生了解在影像检查方法的选择上应考虑如何减少辐射危害，从而培养学生的人文关怀素养。通过让学生了解医学影像前辈科学家的研发工作历程，激励他们继承刻苦、开拓、创新的精神。要达成以上目标，就要在医学影像专业教学内容中深度渗透政治认同、国家意识、"四个自信"、人格养成等思想政治教育内容。医学影像专业人才培育不仅要注重基础知识和

---

① 尹若兮. 新医科背景下高等医科院校研究生教育内部质量保障体系的构建研究 [J]. 中国医学教育技术，2020，34（05）：575-577.

实践能力，同样也要重视医患沟通教学，把人民群众的生命健康和身体健康放在首位，培养学生"救死扶伤、大爱无疆"的职业精神[①]。

2. 培育目标多样化

一直以来，医学专业的培养目标主要是培养在医疗机构开展临床诊疗工作的医学工作者，主要为医师。而在新医科背景下，这种培养目标和观念已发生了更新。当下医科毕业生的去向除了传统的医疗卫生机构外，还包括公共卫生机构、卫生管理机构、医学教育机构、医药企业等。有学者对新医科人才培育模式进行分析，认为要注意为不同的培育目标设置特定的培育模式，且应动态分析人才培育的演进趋势，提前对不同类型的人才做好分类和培育设计。

医学影像学科因其跨学科的特性，在学科人才团队的组合上更体现出多样化的特点。根据不同类型、不同岗位的人才培育目标，除了基础通用的培育模式外，还应拓展个性化培育模块以达到更贴合岗位需求的培育效果。医师系列是医学影像学科的主力军，根据目前整合医学影像的发展趋势，应以面向疾病的诊疗技术提升、跨学科科研思维及科学研究能力提升等为主要抓手，开展跨学科人才培育。有研究指出，当前医学影像技术发展已经与临床治疗过程密不可分，迫切需要医学影像治疗应用型人才开展介入治疗、放疗、核医学治疗等临床工作，因此，应采用"垂直型"医学影像人才培养模式，即第一阶段专业基础、第二阶段专业综合、第三阶段专业模块化，在不同的阶段配备不同的师资和课程内容（见图 3-5）[②]。

基于整合医学影像学科的发展需求，人才团队呈学科多样化、职能多样化的方向发展。在医学影像学科中，护理人员通常负责开展影像检查的准备工作和宣教、静脉管路维护、科室耗材资产管理等工作。除此之外，应对跨学科医学影像学护理人员开展人文关怀方面的培养，并以安抚患者焦虑情绪、确保影像学检查在无干扰下开展等为主要岗位职责。有文献指出，由影像科医生、影像科技师、影像科护士等所组建的多学科护理团队，从心理干预、健康宣教、影像检查过程及意义相关知识宣讲等方面入手，能够提升患者对护理的满意度，提高护理服务质量。技师系列人员主要工作职责以设备操作、维护以及改良为主，他们也是医学影像科内与患者直接沟通、接触的工作人员之一。因此，技师系列人员除了本身应掌握各类影像检查的基本操作流程和

---

① 邱士军，安杰，王宏琢，等. 立德树人视域下医学影像一流课程建设与探究 [J]. 中国继续医学教育，2023，15（18）：191-194.

② 李林，谢辉，张忠山，等. 基于医教协同构建"垂直型"医学影像治疗型人才培养模式 [J]. 湘南学院学报（医学版），2024，26（01）：61-64.

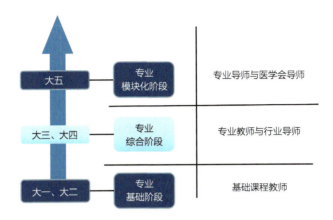

图 3-5　"垂直型"医学影像人才培养模式

图像处理方式外，还应学习设备运行的基本原理，并且熟悉相关检查的理论、医疗安全及质量管理。在大数据、计算机科学与医学影像深度整合的时代，医学影像人才还应掌握基本的人工智能影像新技术的应用能力。此外，对于新医科背景下医学影像人才的培育模式优化，也有学者提出应该引入"医教产研协同"的培养机制，与医疗器械行业建立密切联系，引入产业资源，从而促进医学影像技术人才的能力提升[①]。

　　医师、护理和技师系列基本由医学或生物医学背景为主的人员所组成，在培养时主要需要关注医学与不同学科交叉的培育模式。但科教系列和辅助系列面临的培育模式变更则更为复杂，这是因为其本身缺乏医学相关的基础知识。然而在医学影像学科建设与管理的过程中，这类型的人才也扮演着重要角色，但在培育模式上需要有所差异。有学者探讨了通过影像技术平台跨校联合培养生物医学工程研究生的可行性，并总结通过不同平台的教学资源整合、课程资源归拢共享等方式，联同医疗器械企业共同培育，能够提升这类型跨学科人才的培育效果。而对于进入工作岗位后的这类人才培育模式，则可以总结为以下几点。

　　首先是打好基础，开展跨学科工作的前提是知识及实践技能的完善。因此在培育非医学专业类型的跨学科人才时，应首先普及医学影像基础原理及应用、医学影像设备的基本原理，以及医学影像设备的操作方法等内容。其次是因材施教，根据个体的擅长技能、性格特点、学习能力、交流能力以及管理能力等，配备合适的培育模式和内容，让其学有所用、学以致用。最后，对于非医学专业类型的人才培养，在开展医疗或医疗相关工作时，要注意循序渐进，积累经验，巩固基础知识。

① 程敬海，肖寒，徐小萍.新医科背景下医学影像技术专业建设的思考[J].中国中医药现代远程教育，2020，18（13）：174-176.

3. 创新模式

在跨学科人才培育的过程中，大胆参考国际先进经验，结合实际情况进行原始创新，建设整合型医学影像教学体系，主要通过深化教学改革、优化师资队伍及教学条件、建立教学质量保障体系三方面实现。有学者认为新医科背景下跨学科医学影像人才的培育模式需要进行改革，以推进新医科人才培育，改革的内容包括更新培育理念、推进课程体系改革、加强实践教学改革、完善医学影像人才培养评价体系等。

就课程设置而言，高校及医疗机构等主体需要紧密跟随医学影像技术发展以及一些新专业的开设等对课程进行更新。随着医学影像领域新专业的涌现以及相关技术的快速革新，如影像数字化技术的不断升级、人工智能在影像诊断中的新应用等，课程体系应随之进行调整，应该及时将这些新专业相关知识以及新技术的原理、操作方法等内容融入课程当中。例如，新乡医学院三全学院积极开设智能医学影像课程，探究全新的智能医学影像人才培养模式，在培养理念上以培养创新型、复合型智能医学影像人才为培养目标，以应用性为导向，采用多学科领域知识相互渗透的方法进行智能医学影像课程建设。在保证原有本专业知识体系符合国家标准的前提下，遴选医学影像技术专业本科大三学生、医学影像学专业本科大二学生和智能医学专业大二学生试办"智能医学影像方向班"。其中医学影像技术专业本科大三学生在保证学习掌握原本专业知识体系之外，另行开设"智能影像概论""医学影像图像处理""智能影像新技术的开发与设计"等课程；针对医学影像学本科大二学生另行开设"计算机与程序设计基础""医学大数据概论"等基础课程，在大四阶段开设"智能影像诊断应用"课程，培养学生成为"懂工科的医学生"。在保留智能医学专业大二学生原专业知识体系的基础上，另行开设智能影像模块课程"医学影像学""智能医学影像应用"等课程，培养学生成为"懂医学的工科生"[①]。

在教学形式方面，积极采取科研反哺教学的模式，以强化学生的科研能力、锻炼学生的科研思维，从而达到育人育才的效果。然而，在实施过程当中，往往因学生、教师、学校存在的一些问题，导致学生的科研素养培育需求难以满足。因此，在学生、教师、学校三方联动中，其中教师扮演的角色至关重要。教师和学校应逐步健全将科研转化为教学资源的量化标准，并以此调整激励措施，实现科研反哺教学。不仅在本科阶段，硕士阶段的科研能力培训对于人才未来的发展定位更具有决定性作用。近年

---

① 史大鹏，李小娟，苗莹莹，等. 研究性教学模式下智能医学影像人才培养分析［J］. 河南医学高等专科学校学报，2024，36（3）：417-419.

来，国家主张将研究生教育与住院医师规范化培训合并实施，以培育临床、科研两手抓的高层次人才。有研究通过对医学影像专业型硕士研究生教育进行分析，不仅提出新的教学模式，还认为需要对"5+3"的一体化模式教学内容进行创新，构建科研与临床并重的培养模式，注重科研方法、科研写作、科研思维的培训及锻炼[①]。

在健全跨学科人才培养评价体系方面，应以提高跨学科人才的就业能力为导向，参考大学生就业能力评价体系、就业胜任力模型以及医学影像岗位胜任力评价体系，建立一套合理、科学、完善的医学影像学生就业能力评价体系，旨在培养具备扎实专业知识、丰富实践经验、良好沟通与协作能力的高素质医学影像人才，以适应行业发展的需求（见图3-6），并对各指标进行细化及量化，制订详细的考评标准，以提高评价结果的准确性。

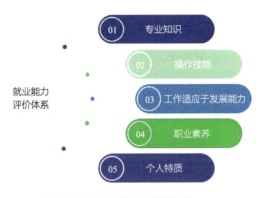

图 3-6　就业能力评价体系

量化指标评估是一种十分实用的方法。然而，在追求高质量发展的阶段，如果继续使用传统的量化评估方式，可能会导致评估结果出现偏差，进而引发表面化的数字增长，而非实质性的内涵发展。特别是在多学科交叉背景下，由于学科交叉的多样性，需要建立与多学科交叉教学培养与管理模式相匹配的评价指标体系，这既包括交叉学科导师的绩效评价，也包括交叉学科研究生团队的科研成果评价。其次，还可以运用专家深度访谈法等定量与定性研究方法，邀请相关学科领域的专家组合评审，构建合理评价指标体系。一方面，对跨学科教师成果的价值进行评估，通过设立评价性绩效和发展性绩效来推动跨学科教师的科研教育创新。另一方面，针对交叉学科研究生团队进行分阶段、分类型"量身定制"合理有效的过程和结果评价方法，形成一个良性

---

① 胡兵，胡莉莉，赵云，等.医学影像学专业型硕士研究生教学方法的改革与实践［J］.中国继续医学教育，2021，13（25）：1-4.

的科研运作与竞争机制，提高多学科交叉团队科研管理与决策的科学性。

4. 组建导师团队

研究生导师是高层次创新人才培养的主要人员，导师队伍建设的水平直接影响着研究生教育的质量和水平。加强导师队伍建设，是提高高等教育质量的关键，导师在人才培育和指导方面扮演着关键角色，他们的素质和能力直接影响学生的学术成长和发展。共同培训是提高跨学科导师队伍整体水平的重要途径。在组建导师队伍前，高校应制订明确的导师选拔标准，包括选拔导师的学术背景、教学能力、科研能力、指导能力等，确保导师具备指导跨学科研究生的能力和素质。同时，对导师队伍进行合理的建设和管理也是提高人才培养质量的关键。我国应改变原有单一导师指导模式，改用多导师联合培养制度，同时加大跨学科人才的配备，有利于培养学生的创新思维能力。

在师资方面，加强对高层次专业人才的引进力度，包括跨学科、跨学校、跨地域和跨国的引进。同时，要创新引进高端紧缺人才的方式。在引进人才时，应以价值创造和社会贡献为准则，避免过分注重文凭而忽视能力，过分注重数量而忽视质量，过分注重眼前利益而忽视长远发展，过分注重外部人才而忽视内部人才等问题。深化师资人员国际化育人理念，以思想素质、师德师风建设为先导，着眼整合医学影像，强化整合型师资队伍建设；引入国际化教学资源，通过线上授课，拓宽人才国际视野。

教师采用新型的教学工具，如影像学虚拟仿真实验教学等，有助于加强学生的实践能力，优化跨学科医学影像人才的培育效果。例如，天津医科大学医学影像学院成立医学影像学实验教学中心，开设包括"电子技术动态仿真课程""图像处理虚拟仿真课程""磁共振虚拟仿真实验""PACS 虚拟仿真临床诊断"和"脑功能成像虚拟仿真"在内的 5 门实验教学课程，实验项目 100 余个。该中心的师资队伍在实验教学中不断改革实验教学方法与手段，通过开设多层次、多样化的实验课程和多种模式实验教学方法，并与企业建立合作开发平台，不断更新软件建设使课堂实验教学与专业最前沿密切结合，同时建立多元化、先进的实验考核方法，提高了学生基础实践能力、专业操作能力、临床实践能力和科研创新能力。随着医学影像学院的不断发展，该中心也形成了一个宽口径、多学科共享的实验教学平台，同时也是集教学、科研、社会服务为一体的综合性实验基地。

为了强化导师培训的同质化效果，通过统一的导师培训平台，不同学科背景的导师可以相互学习和交流，探讨不同学科的研究方法和教学策略。这有助于打破学科之间的壁垒，促进学科交叉融合，培养出更具综合素质的跨学科人才。此外，还可以通过线上线下相结合的方式，定期邀请专家举办讲座、研讨会，帮助导师了解最新的教育教学理念和研究动态，强化和提高教育教学能力和科研水平。另外，通过线上平台，导师可随时随地参与培训，提高培训的实效性，对跨学科人才的培养具有极大的帮助，也有助于促进跨学科研究和教学实践，从而实现更加全面和深入的培养效果（见图 3-7）。

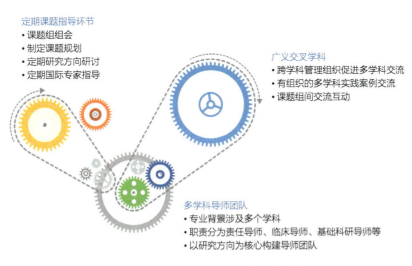

定期课题指导环节
· 课题组组会
· 制定课题规划
· 定期研究方向研讨
· 定期国际专家指导

广义交叉学科
· 跨学科管理组织促进多学科交流
· 有组织的多学科实践案例交流
· 课题组间交流互动

多学科导师团队
· 专业背景涉及多个学科
· 职责分为责任导师、临床导师、基础科研导师等
· 以研究方向为核心构建导师团队

图 3-7　跨学科导师组的运行模式

此外，除了培训教师，还可以成立公共教师评价体系，从而更客观地评价教师的教学水平、教学效果和专业能力，为教师提供更好的发展方向和指导意见。这种评价体系包括学生评价、同行评价、领导评价等多个方面，以全面了解教师的教学情况和表现。同时，建立科学、客观的评价体系也有助于激励教师积极投入培训工作中，提高整体教学质量。另外，应通过指导过程与指导成果的评价相融合、年度评价与任期评价相融合、定量评价与定性评价相融合，以及导师自评、学生评价、同行评价和管理人员评价相结合的方式，实现导师岗位的动态管理。例如，北京协和医院放射科构建本科生医学影像学教师胜任力模型，涵盖医学教育知识、教学胜任力、科研胜任力、组织胜任力、其他等 5 项一级指标，并对应 13 项二级指标，开展以教师胜任力为导向的师资培训，结果显示，与师资培训前相比，培训后教师的科研胜任力和组织胜任力 2 项一级指标以及教学技能、教学科研的学术研究、沟通与交流能力 3 项二级指标的自评分均显著提升。

5. 跨学科平台

进入 21 世纪后，知识形态发生了巨大的改变，信息化时代的知识呈现出高度整合和高度分化的特点，更具有差异性。平台是新医科背景下跨学科人才团队的重要载体，它不仅是开展学术交流、科研合作和人才培养的重要渠道，也是推动新医科跨学科研究和发展的重要抓手。

建立跨学科平台，推动交叉学科研究的开展，是培育交叉学科人才的基石和关键。我国高校在跨学科平台的建设上，要专注于学术发展和组织建设，以便促进跨学科教学的全面发展。从学术发展的角度来看，跨学科平台应全力促进基础医学研究和临床医学应用的深度融合，把重心放在实现前瞻性基础研究和引领性原创成果的重大突破上。从组织发展的角度来看，跨学科平台具有两大显著的特征："推力"，即激发医学学科的深度融合；"拉力"，即吸引更多优秀的跨学科学者加入①。在平台保障方面，有学者提出除强调平台的多学科交叉属性外，新医科背景下人才培养还需要建设国际化交流平台，通过强化外语能力、拓宽国际视野等举措以提升医学创新人才的素养。还有学者指出，在新医科的背景下，以科研素质提升和国际视野培育为两翼，是提高人才科学研究能力的重要途径。

对医学影像跨学科人才培育而言，传统意义上的平台是指培育条件、培育场地及环境等，这些统一归纳为培育的硬平台。硬平台一般配备高端的实验设备和资源，如开放式实验室（提供各类专业医疗设备和医学指导，不仅服务于学员和教师，也向其他学生和外部研究人员开放，以促进资源的共享和知识交流），研究中心（设立专门的研究场所，为跨学科团队提供集中的工作空间，便于讨论和合作），高性能计算平台（构建强大的计算能力和数据处理能力，支持复杂的数据分析和模拟，对于那些需要大量计算资源的交叉学科研究尤为重要），等等。这些平台提供硬件设施，包括各种仪器设备和软件工具，以支持不同学科的实验和研究需要。此外，还应建立相应的管理制度，确保实验设备的高效运行和合理使用。通过对这些资源的整合和优化，学科交叉创新平台能够为跨学科人才培育提供全方位的支持，促进科学研究的进展，同时也为人才培养提供了实践和创新的场所，有助于他们成长为具有跨学科知识和能力的研究人才。

近年来，随着软科学的发展，网络资源共享平台、新媒体平台、学术期刊交流平台等成为了新的平台资源，这些统称为软平台。对于医学影像专业而言，影像归档和通信系统（picture archiving and communication system，PACS）是医学影像特有的软

---

① 刘仲林，宋兆海. 发展中国交叉科学的战略思考 [J]. 中国软科学，2007（06）：17-22.

平台，可用于罕见病例学习、读片锻炼、考核评价等。通过知识平台的建设，学术界可以更有效地整合和传播跨学科的研究成果和理论，促进知识创新和学术交流。特别是作为学术交流的重要载体，学术期刊承载着发布最新研究成果和学术动态的重要职责，在促进学术人才的成长方面拥有独特的优势。它们能够迅速地将各学科的前沿成果和思想公之于众，使专家学者能够及时地获取最新的学科和专业信息，了解研究的当前状态和发展趋势，并从中获得灵感，扩展知识和研究视野，从而产生新的学术成果。高校学术期刊已经成为高校教师展示科研成果、传播科技信息的关键渠道，同时也成为了培养学术人才不可或缺的平台。此外，基于医学影像本身图像数据丰富、罕见病例图像稀缺的特殊性，建立数字化资源和数据库，收集和整理跨学科的研究资料（包括教材、案例、数字化课程等内容），结合现代信息技术（如云计算、大数据、人工智能等），在构建的创新平台上（论文、书籍、档案等），为跨学科医学影像人才提供便捷的文献查询和资料获取服务。此外，参照国外建设网络教育资源库的方法，将进一步促进资源的共享及传播。这些资源不仅有助于跨学科的学术研究，也有助于推动学术界的知识传播和共享。总之，这些平台也为人才培育提供了学习最前沿知识、锻炼学术能力、建立学术网络的宝贵机会，有助于他们成长为未来的学术领袖和创新人才。

此外，也有学者提出对软平台进行创新应用以提高医学影像人才培育的成效。有研究通过对专业性医学影像硕士研究生培育过程中存在的问题展开分析，选取了PBL（problem-based learning 以问题为基础）教学模式、CBL（case-based learning 以案例为导向）教学模式、PACS 以及微信公众平台构建了一种闭环式的联合教学模式，为跨学科医学影像人才培育提供了一种简洁、可行性强、方便的新方法（见图3-8）[①]。还有研究基于 PACS，提出了一种影像医学卫生人才培养体系。通过建立PACS 数据库，根据不同级别的人才培养特点及方式，设置不同的培训方法，模拟了临床诊断工作流程，并实现了多层次人才培养，完善了医学影像人才的培养体制[②]。

转化是新时代背景下学科建设的重要部分。被誉为医院"国考"的公立医院绩效考核，将"年度每百名卫生技术人员科研成果转化的金额数"列为重要指标。科技成果转移转化是卫生与健康科技创新的重要内容，是加强科技创新和卫生与健康事业发展紧密结合的关键环节，对推进"健康中国"建设具有重要意义。而在新医科背景下，产学研深度融合是培养创新人才的关键途径之一。通过校企合作建立实习基地、开展

---

① 张昕旸，袁宇，赵德利，等. 专业型医学影像学硕士研究生教学模式的探索与讨论［J］. 中国继续医学教育，2022，14（24）：166-171.
② 曹凯，边云，弓静，等. 基于PACS系统的海军影像医学卫生人才培养体系［J］. 解放军医院管理杂志，2020，27（08）：763-765+788.

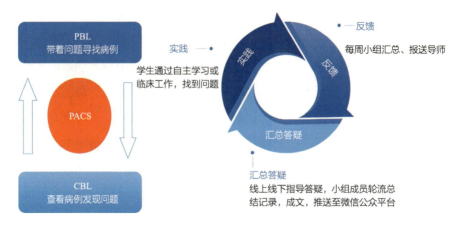

图 3-8　闭环式联合教学模式

产学研项目，有助于提高人才的实践能力和创新能力。不仅如此，通过医院、学校与医疗企业的密切合作，可以深入了解医疗行业需求，及时调整教学内容，培养符合社会医疗发展需求的高素质人才。有学者提出，建立与医疗器械行业的密切联系，引入企业资源，将有助于提升人员的工程能力，培养卓越人才[①]。建设产学研协同平台将有助于构建一个开放、共享、高效的生态系统，为新医科医学影像人才的全面发展和创新能力的提高提供坚实支撑。

例如，重庆医科大学医学影像学专业是国家一流本科专业及国家临床重点专科，在培育创新型医学影像人才方面有许多成功的经验和案例。其中，由重庆医科大学第二临床学院组织的"启航宽仁"系列活动，通过组织学生前往迈瑞、安科、华大基因等知名高创企业访学、考察交流，不仅拓宽了学生的思维和眼界，使他们全面了解医学影像前沿技术的创新应用及最新动态，也强化了学生的专业技能及创新实践能力，让学生能够将课本的知识结合实践应用。

在探索整合医学影像发展与跨学科人才培养的道路上，教育资源的整合具有关键意义。这种整合并非只是校内课程与师资等资源的简单叠加，其核心在于打破学科之间的壁垒，把医学、物理学、计算机科学、教育学、管理学等相关领域的优质资源进行深度融合。通过资源的整合实现人才培育的理论与实践、传统与创新、国内与国外等多个维度的有机连接，从而更好地推动整合医学影像的不断向前进步与发展。

---

① 程敬海,肖寒,徐小萍.新医科背景下医学影像技术专业建设的思考[J].中国中医药现代远程教育,2020,18(13):174-176.

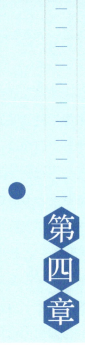

第四章

整合医学影像发展与
科研教学协同

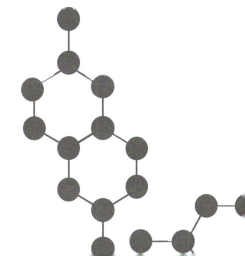

一流学科高质量发展要求医疗、教学、科研工作齐头并进、互为支撑。整合医学影像是医学影像学科发展的前沿模式，也是一体化综合性工程，其整合不仅仅是各个影像科室在物理空间和设备技术方面的集合和再分配，还应聚焦于学科发展、行业建设、人员管理、同行合作等学科关键发展领域，建立健全与这些领域相匹配的整合医学影像理念与制度，形成贯穿多层次、多级别、多领域的整合思路。在此体系中，科研与教学的协同是实现可持续、高质量发展的重要环节：科研发展驱动着医学影像技术革新与理论更新，为教学改革提供支持；教学则是科研创新成果传承及发展的关键环节，通过前沿医学影像知识与技术的传授，在实践中培养具有新时代岗位胜任力的跨学科医学影像人才，为整合医学影像理论和学科体系提供良好的实践主体。

本章将探讨如何优化科研管理和整合教学资源，以更好地推动整合医学影像的综合发展。

第一节
整合医学影像背景下的科研管理

2022 年，教育部印发了《关于加强高校有组织科研 推动高水平自立自强的若干意见》，提出强化落实有组织科研。"有组织科研"既是国家政策，也是一种科研管理的思维和方法，代表着既要有高屋建瓴的战略意识，也要有行之有效的对应策略。与之相呼应，整合视角下的医学影像科研管理，不仅仅局限于传统的项目组织与资源配置，而是涵盖了从战略规划到技术革新，再到质量控制和成果转化的全过程。这一管理理念的革新，旨在为学科在当今复杂多变的医疗环境中寻找一条高效、可持续的建设发展路径。

一、科研平台规划与建设

科研平台是科研活动开展与执行的必备要素，也是吸引科研人才聚集、科研文化形成的重要载体。其中，"硬件平台"即实体建设，包括研究资质、研究场地、研究设备、研究环境等，是科研活动的物质基础；"软件平台"包括但不限于学术交流、学术会议、国际合作网络、学术期刊等，聚焦于学术氛围的营造与知识流动的促进，通过推进思想碰撞与信息共享，激发创新灵感，提升科研人员的学术素养与国际视野，是科研活动的无形平台。在现代学科发展背景下，随着诸如科研数据平台、科研转化平台、科教平台等概念的提出或完善，这些平台的建设也成为整合医学影像组成中不可或缺的部分。下面以医学影像学科群平台、医学影像数据库平台、智能影像平台、科研成果转化平台及学术期刊平台建设为例，探讨整合背景下医学影像科研管理策略。

（一）医学影像学科群平台建设

高水平的学科平台是奠定医学临床科研水平的基石。在众多评估学科水平的工具中，基本科学指标数据库（essential science indicators，ESI）全球前 1% 学科是受到行业内公认的评估指标（见图 4-1），其主要以引文分析的方法为基础，综合计算文章数、被引频次、引用阈值等指标，以全面衡量及评估各国、各研究院校及机构、科学家等的科研水平、声誉和影响力[①]。通俗地说，如果近 10 年某机构在某学科发表的科技论文的总被引次数位居全球从事该项学科研究机构中的前 1%，则称该机构的这个学科进入 ESI 全球前 1% 学科；前千分之一学科与前万分之一学科依此类推。从学科类别来看，医学影像具有较强的学科交叉属性，与包括信息科学、化学、分子生物学等在内的众多学科门类的黏附性较强。可以说，医学影像学是多个 ESI 学科门类的重要汇聚点，

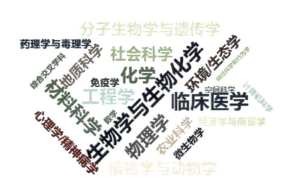

图 4-1　ESI 的 22 个学科分类

---

① 王初，刘伟远，郭孟甲，等 . 基于 ESI 和 InCites 数据库的"临床医学"学科发展态势分析［J］. 医学信息，2024，37（12）：40-45.

医学影像学科的发展对生物医学及相关学科的水平提升具有促进作用。

另外，各个学科发展到一定阶段会形成发展差异，即高校或医院内部分优势学科水平不断提升，形成"学科高峰"。从医院管理者及学科建设者的角度来说，为了实现优势学科发展动能最大化，在发展建设新模式的探索过程中，多数趋向于建立"资源整合型建设模式"，即以疾病类型、优势技术等为纽带对相关学科进行整合。在管理模式方面，调整组织架构及相关制度，根据不同学科的特点实施特异性的管理方法，以优化疾病诊疗模式为目的，利用不同学科间的优势互补，建立学科群，从而实现医院学科实力快速提升，其形式上多表现为"中心""院中院"等[①]。国内典型的案例包括中山大学附属第三医院肝病医院，在肝病诊疗优势基础上，对肝病学科群进行融合打造，建成具有内外科结合、中西医结合特色的肝病诊疗中心；武汉大学人民医院泌尿肾科医院，以全国临床重点专科泌尿外科为核心组建，打造新型、有特色的学科群，形成良好的区域影响力。

医学影像学科群建设可以从两个方面去理解。一是以疾病诊治为核心，联合多个临床学科建立"一站式"临床服务路径。这类学科群建设要求医学影像科室或中心优先通过整合各学科资源，建立内部规范化的服务路径；联合院内优势学科，形成多学科诊疗模式，为临床诊疗提供更加合适的参考依据。例如肝胆胰恶性肿瘤早期筛查、诊断、治疗，具体路径为：影像科初筛可疑病灶（或病理活检）→放射科增强初诊→肝胆外科或肿瘤放疗科收治→手术切除＋化疗或肿瘤放疗。通过"盘活"学科群，打通"临床优势专科—亚专科—影像亚专科"路径，具体可落实到多中心临床研究、专科联盟建立、区域医联体建立、区域医疗数据库建立等载体上。这种模式的优势在于将影像与临床需求更紧密地对接，从制度、人员配置、开展形式等方面搭建平台，进一步提高医学影像学科的临床科学研究能力。二是依托一些前沿创新技术，医学影像可以尝试作为牵头学科开展学科群建设，这里包括医学影像人工智能技术、影像介入微创诊疗技术、分子影像及生物治疗技术等。相较于前者具备相对成熟的体系而言，医学影像作为学科群牵头学科开展学科建设，还有待更多同行去进一步探索。

（二）医学影像数据库平台建设

"互联网＋医疗"、大数据、云计算技术等新兴产业的发展，正在逐渐改变医

---

① 周林丽，彭沛，黄桂珍，等.综合医院资源整合型学科建设的实践与探讨[J].医院管理论坛，2024，41（1）：8-10，55.

学影像学科的建设范式。除了传统的影像诊断平台、影像设备平台及实验室平台外，医学影像数据平台为医疗机构提供医学影像及诊断资源综合利用服务，在提升患者就医体验的同时，也有助于科研水平（尤其是临床研究水平）的提升。

科学数据的储存、传输、共享等需要靠载体实现，而科学数据中心则是可集合系列功能的重要载体。发达国家高度重视科学数据资源的持续积累和合理利用，并逐渐形成了许多有影响力的国际科学数据中心，如美国国家航空航天局（NASA）、美国国家海洋和大气管理局（NOAA）以及欧盟开放数据平台（ODP）等。从数据处理的角度来看，整合医学影像是一种通过整合相关学科的数据解决重大科技问题的科研新范式。因此，如何实现海量多学科数据的集成、处理及应用成为关键问题。

2022年7月，国家卫生健康委能力建设和继续教育中心发布《关于放射影像数据库建设项目课题立项评审结果公示的通知》，这标志着我国影像数据体系化建设正式启动。国家卫生健康委能力建设和继续教育中心作为放射影像数据库建设项目的主办单位，负责数据库的体系化建设，计划开展数据采集、数据处理、质量控制、科学研究、产品研发、技术转化、医学数据标准培训等关键数据库建设工作。文件内容显示，第一批放射影像数据库建设项目总计13项（见表4-1），重点针对严重影响我国居民生命健康的重大疾病，包括心脑血管影像数据库、慢性肝病及原发性肝癌影像数据库、缺血性心脏病核医学多模态影像数据库、胃肠道疾病影像数据库、急诊影像数据库、慢性阻塞性肺疾病数据库等，还有8项建设意向被列入储备库，有望在后续批次被纳入建设之中。

表 4-1 2022 年度放射影像数据库立项课题名单

课题编号	课题名称	申请单位
YXFSC2022JJSJ001	QCT 和 DXA 的骨质疏松影像学研究及国人大数据库建立	北京积水潭医院
YXFSC2022JJSJ002	慢性阻塞性肺疾病的 CT 标准化数据库构建	上海长征医院
YXFSC2022JJSJ003	缺血性心脏病核医学多模态影像数据库	山西医科大学第一医院
YXFSC2022JJSJ004	中国脑胶质瘤临床 - 影像 - 分子病理数据库研究	首都医科大学附属北京天坛医院
YXFSC2022JJJSJ005	胃肠道影像数据库建设	广东省人民医院
YXFSC2022JJJSJ006	乳腺多中心多模态多任务数据库构建	复旦大学附属肿瘤医院
YXFSC2022JJJSJ007	标准化慢性肝病及原发性肝癌影像数据库建设	四川大学华西医院
YXFSC2022JJSJ008	腮腺肿瘤的多中心放射影像数据库建设	上海交通大学医学院附属第九人民医院
YXFSC2022JJSJ009	眼眶肿块多模态 MRI 影像数据库建设	首都医科大学附属北京同仁医院
YXFSC2022JJSJ010	标准化心脑血管影像数据库	上海长征医院

续表

课题编号	课题名称	申请单位
YXFSC2022JJSJ011	基于中国人群诊疗实践的肺癌影像学疗效评价数据库建设	天津医科大学肿瘤医院
YXFSC2022JJSJ012	急诊影像数据库建设	吉林大学第一医院
YXFSC2022JJSJ013	主动脉夹层 CT 影像标准化数据库的构建	空军军医大学第一附属医院

实现影像数据全流程管理的体系化、规范化，是影像科研数据平台的建设目标，也是整合医学影像发展的一场"及时雨"。对医学影像而言，科研数据平台的建设可促进科研工作开展，例如，针对大量的医学影像数据、临床数据，采用基于深度学习、影像组学和大数据分析技术构建的医疗精准诊断模型，有利于提高医学工作者的诊疗效率与准确度，减少误诊率，缓解影像医生的超负荷工作状态。对学科科研工作建设而言，数据平台相关的软件及系统研发及其大规模推广，能够迅速提升学术地位及学术影响力，同时也能为研究成果转化奠定基础。

除了国家层面数据平台的建设外，在医院、学科层面也有医学影像数据库"施展拳脚"的空间。如某医院建立医学影像索引库平台，集影像索引采集功能、影像检索功能、影像预览功能及统计分析功能为一体。在此基础上，该平台通过信息化技术，实现不同医疗机构之间的影像信息互通与交流，为开展涉及影像学信息的临床研究奠定基础①。事实上，医学影像数据平台建设可借鉴一些先进的医院科研平台建设经验（如"临床科研数据库病种卡"，如图 4-2 所示），从数据提取（建立临床科研数据库并引入临床病例报告表进行自动化数据条件筛选、预处理、导出）、临床决策（在数据挖掘与分析功能模块中进行预处理、数据分析与建模）、项目管理（智能化临床病例报告表单管理、流程审批、数据审批）、研究分析、导出与成果展示等方面，为医学影像及相关学科科研人员便捷检索及导出数据、发散科研思维、寻找科研关键问题难点提供便利②。

（三）智能影像平台建设

医学影像是临床医生判断病灶解剖结构与功能变化的重要途径。通过对图像的观察，可以获得病变是否进展、有无转移、病灶位置等信息，但人为的评价及认识无法避免观察者间的主观差异，医师间也存在知识水平的差异，从而影响整体层面上的诊断效能。人工智能技术的发展为解决上述医学影像临床诊断领域问题提供了良好解决

---

① 李婧，张红，束研，等．国家中医药数据中心医学影像索引库建设实践［J］．中国数字医学，2019，14（1）：26-28.

② 徐骁，胡外光，陈敏莲．临床科研一体化服务平台建设与应用探讨［J］．医院管理论坛，2022，39（10）：68-73.

方案（详见本书第五章第五节）。在改善临床诊疗上，医学影像人工智能无疑已成为影像领域重要的科学研究热点，尤其是 2016 年以来，医学影像人工智能的学术成果发表呈现井喷式增长。但与此同时，如何提高临床数据的隐私性、安全性、真实性及规范性也成为了智能医学影像科学研究的"卡脖子"难题。

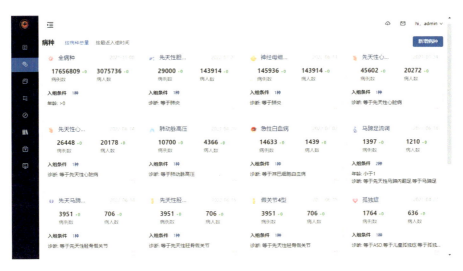

图 4-2　某医院建立的临床科研数据库病种卡

智能影像平台的建立，为医学影像人工智能科学研究存在的上述问题提供了一种解决方案。通过建立院级科研数据中心库，结合数据同步技术，将医院信息系统、病历系统、实验室信息汇总于数据中心库，便于后续开展。为了进一步提高数据的科研价值和可用性，应在大数据中心库的基础上进行数据标准化和数据治理工作；通过先进的数据同步技术，从医学影像集成平台、医院信息系统、实验室信息系统（laboratory information system，LIS）、电子病历等院内核心系统中获取科研所需的医疗核心数据，并将这些数据汇聚到全院统一的科研数据中心库，确保数据的集中管理和高效利用。此外，围绕临床研究应用需求，数据中心还可在数据库建立的基础上开展数据标准化和数据治理工作。这样的数据库不仅便于科研人员快速、便捷地检索所需信息，还具备高度的灵活性和可扩展性，为科研项目的深入开展提供强有力的数据支持。

北京大学人民医院较早地在医院信息化方面开展建设工作，并于 2014 年通过 HIMSS（healthcare information and management systems society，医疗保健信息和管理系统协会）信息化评级 7 级评审，它也是国内首家通过 HIMSS 7 级的医院。在影像平台建设方面，该院执行了数据整合、业务流程集成、临床数据仓库（clinical data resposiry，CDR）建立"三步走"的策略，并将"以患者为中心"的理念融入影像平台建设中。该院集合影像检查结果、心电图、病理等结果，搭建全院影像学数据库，并进一步建立影像与病例追踪系统，特别是在完成数据的高效集成后，将影像后处理技术、智能化软件及工作流集成到工作界面，极大地提高了医生的工作效率。此外，该院还以患者"全生命周期"的医疗关爱为指导，进行未来系统建设及流程设计①。

科研数据平台的设计理念与搭建固然重要，但同时也需要重视培训和教育工作。举办培训班、研讨会等活动，有助于推动行业内医学影像领域的最新技术和研究成果的交流，加强高校、医疗机构、企业间的沟通与合作。例如，腾讯云数智医疗影像平台基于影像云，为医师及研究者提供多模态医学影像云端存储和应用，并面向患者提供云胶片服务，致力于通过开放实验平台的算力、资源开展 AI 模型训练，为有科研教学诉求的企业、院校提供平台资源，并最终实现将成熟的 AI 技术应用于临床场景的目标。同时，也可将开放实验平台的实验数据用于临床示教实训体系，以提升临床人员的实操技能。

（四）科研成果转化平台建设

医学影像的科研工作最终的目的是实现新技术的真实场景应用与转化。在医学影像科研成果转化平台的建设方面，首先应当布局好基础研究。医学转化是一个漫长的过程，且与基础研究的定位息息相关。要瞄准临床关键科学问题和技术实施难点，鼓励与工科、理科等团队开展跨学科创新研究。其次，要注意资源的有效整合。整合医学影像涉及不同影像科室、不同临床学科、不同学科门类的人员、技术、设备和平台等，但集合不等于整合，还需要积极开展跨学科研究，将不同学科的资源有序组合形成最优搭配，促进学科交叉整合和产学研用一体化。所谓产学研用一体化，强调的是平台上的布局需要更多样化，除临床资源和研究资源外，强调药械企业、孵化企业以及投资方平台的加入与整合，让能够转化的成果有依托，加速医学影像成果从临床前到"孵化"阶段的升级。

编者团队牵头成立的南华大学医学影像研究所是湖南省内的医学影像学科专门研究机构，围绕"临床—基础—转化—临床"的研究思路，瞄准临床需求和实验室研究结果，联合转化企业和互补研究院校开展研究，并以此建立产学研平台，研制实验

---

① 影像平台助力北大人民通过 HIMMS 7 级：北大人民院长助理、信息中心主任刘帆博士，GE 医疗集团大中华区医疗信息部和数字医疗部总经理杨涛谈北大人民全院级影像平台建设 [J]．中国信息界（e 医疗），2014（6）：71．

室产品、自动化图像识别分割软件、多模态诊断仪器、商品化造影剂等，推进医学影像相关新成果的临床转化应用。截至2024年7月，南华大学医学影像研究所研发了全球首台全自动声致穿孔仪，实现实验室产品转化；研发了多模态超声卵泡智能监测软件，已实现临床转化；研发了全球首款针对女性生殖道设计的三维内窥成像系统，首次实现了动物的活体宫腔内窥成像。

（五）学术期刊平台建设

近年来，我国本土的学术期刊创办从数量到质量均得到快速提高，不少学科的影响力也依托学术期刊得到提高。例如，华西医院主办的国际学术期刊 *International journal of oral science*，依托华西口腔国家临床重点专科、国家重点实验室，是国内学术期刊平台与学科发展互促互进的典型案例。截至2024年10月，该期刊影响因子为10.8分，在2023~2024版JCR分区"DENTISTRY, ORAL SURGERY & MEDICINE"中排名第1，国际影响力显著。

学术期刊的发展依赖于学科的发展，一方面学科的进步推动了学术研究的深入和拓展，从而促进了学术期刊的发展。另一方面，学术期刊引领着学科发展的方向，通过发表高质量的论文和研究成果，推动学科的创新和进步。学术期刊为促进新兴学科、交叉学科研究成果发表提供学术交流平台，也是传播、交流学术研究成果的重要文化阵地及学科发展的"指向标"。随着科学研究学科交叉性的持续增长，多学科整合模式在各学科建设领域中的作用日益凸显。2019年在 *Nature* 杂志上发表的一项研究结果表明，交叉学科的发展势头迅猛。和以往相比，现在的科技论文参考资料来自更多的领域，参考文献引用的学科多样性在持续增长[①]（见图4-3）。多学科类期刊的变化趋势，可一定程度上反映科学总体领域或某一大类学科领域中多学科整合模式的发展进程。因此，开展跨学科研究并通过期刊平

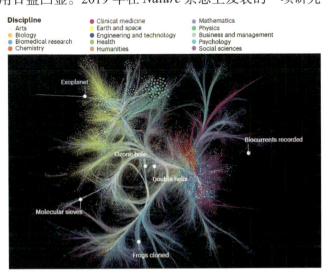

图4-3　2019年在 Nature 发表的一篇文章展示了学科间交融互通

---

① Gates A J, Ke Q, Varol O, et al. Nature's reach: narrow work has broad impact. Nature. 2019, 575（7781）: 32-34.

台的良性发展作为学科建设的重要推动力已成为主流。

医学影像无疑是开展跨学科研究的前沿阵地之一。早期影像科学研究的成果大多发表在专业影像学科期刊上，而现在，更多优秀的医学影像成果来源于影像学科与多学科的深度融合，这些学术成果越来越多地被发表在不同专业领域的期刊上。学术期刊作为知识交流的重要平台，能够加速理论与实践的相互验证，推动影像学科在整合医学背景下更好地实现学科交叉融合。整合医学影像的发展与学术期刊具有协同发展、相互赋能的紧密内在联系。

1. 学术期刊与医学影像学科建设的内在关系

（1）医学影像发展与学术期刊共生共荣，相互协同

整合的本质是不同学科在理论体系、技术体系等方面的深入融合，并诞生新的理论和技术，从而解决单一学科无法解决的问题。如何打破不同学科体系、建立新的交流模式是整合的关键。学术期刊作为一种包容性及前沿性强的学术交流平台，是跨学科研究的良好载体。一方面，学科可以通过学术期刊，展示前沿科研成果和传播学科文化；通过学术交流，催生开创性的学术成果；通过"百家争鸣"引导科研潮流，孵化新的学科方向以及优化学科布局[1]，为学科发展赢得先机。另一方面，学术期刊通过阐释学科发展的重点、难点和要点，服务于经济社会发展，践行自己的使命并激发其发展的内在动力，进而推动办刊理念革故鼎新。例如，学术期刊可以依托一流学科发展的优势，创设学科栏目，以特色栏目聚焦特色学科，培育学术期刊个性鲜明的办刊风格，打造具有世界先进水平、引领学科发展的优秀期刊。

中南大学湘雅二医院放射科是国家临床重点专科、湖南省医学影像临床医学中心、湖南省放射诊断质量控制中心，是国内综合实力较强的医学影像科室。依托该学科的高水平平台，以及中南大学"双一流"高校的多学科资源，中南大学湘雅二医院于2023年主办了医学影像领域多学科交叉英文学术期刊 *Meta-Radiology*，该刊聚焦于人工智能影像、分子影像、医学成像新技术以及医学物理、放射生物、放射遗传等研究领域。*Meta-Radiology* 邀请来自物理、计算机、化学等医学影像相关学科的研究人员发文、开展会议交流等。此外，主办单位与学科也屡获佳绩，如2023年，以期刊主编黎志宏教授为代表，湘雅二院在全年斩获国家级重点/重大项目11项，创下"十四五"时期获得国家级重大重点项目数量最多、种类最齐全的纪录。2024年，湘雅二院放射科在国家自然科学基金申报立项数创下历史新高，立项项目来自多个不

---

① 孙金海.新时期医院学科发展趋势与发展策略研究［J］.中国医院，2012，16（07）：51-53.

同学部及学科门类，体现了科室在多学科交叉合作和布局方面的成效。

（2）医学影像发展与学术期刊互为助力，相互赋能

期刊作为学术交流的重要平台，能持续、系统、全面且及时地反映多个学科的研究成果，是展示各个学科前沿和学术水准的最佳窗口。健全的学科体系和优秀的学科研究基础，为期刊提供了丰富、优质的稿源，同时也为期刊结构的优化提供了坚实的基础，进一步促进了期刊整体学术水平的提升。

在整合医学的背景下，医学影像领域经历了从整体化到专业化，再到整体化的演进过程。当医学影像的原理及技术发展到一定阶段，就需要通过跨学科的协作与整合，以有效地应对特定疾病的挑战，这也是整合医学影像发展的目的之一。这种跨学科的合作有助于实现资源的优化配置，促进知识和技术创新，从而提高疾病治疗的整体效果。

2. 开展学术期刊平台建设的好处

基于学术期刊与医学影像学科建设的紧密联系，在国家及地方办刊政策的支持下，不少高校、医院均启动了学术期刊创办的工作。纵观目前学术期刊创办对学科高质量发展的推动现状，开展学术期刊平台建设的好处如下。

（1）可有效带动多位一体发展

多位一体，就是通过期刊建设，带动学科建设、专科建设等工作进程，实现互利多赢。期刊的运营通常不是独立的，需要依托高校、学会、医院等平台。它既是学术同行、不同学科及研究领域的人员交流的平台，也是学科之间开展创新活动的载体，与医院、学科、优秀科研成果、社会行业协会/学会活动、医疗、教学、人才队伍建设等密切相关。期刊的良性运营能有效带动区域、行业多位一体发展。

（2）可有效扩大多维国际影响

国际医学学术期刊的创办需要国际化，以国际期刊运营作为医院、学科扩大国际影响力的载体，是互促互进的良好举措。从高校层面来看，"双一流"建设高校评价体系无疑是高校近年来最为看重的，而将国际学术期刊的创办作为重要评分环节纳入"双一流"建设高校评价体系的呼声也日益显著。依托医院开展国际期刊创办工作，也是提升依托单位学术实力及影响力的重要举措。

（3）可有效促进人才队伍建设

国际学术期刊依托医院发展，可充分用好区域政府的人才引进政策，通过期刊编委会成员的增补，拓宽人才引进渠道，将相关学科领域的高水平人才"引进来"，带动医院、学校的高层次人才队伍建设工作，形成多方面的影响力。学术期刊的创办也

有助于提升学校、医院管理人员、在读学生的学术研究水平。

编者团队以医学影像专业学者为主，立足于医学影像的多学科交叉属性，于2020年创办多学科学术期刊 *BIO Integration*（以下简称"BIOI"），并将其收录范围设立为"生物医学领域交叉性综合研究"，致力于搭建一个高水平的医、工、理跨学科交流平台，通过促进不同学科思维的融合，推动知识创新，促进研究发展，并加速临床转化和产业化进程。BIOI 在整合方面的实践活动主要体现在理念、编委会组成、主题三个方面。

在理念整合方面，BIOI 秉承"和谐、共进"的理念，以"B"（生物科学）、"I"（智慧和热爱）、"O"（学术圈）为基础，通过"integration"（整合）的理念，推动不同学术和研究领域的融合，尤其重视从思想到实践的转化，推动转化医学的发展。

在编委会组成方面，BIOI 的编委团队由来自多个学科领域的专家学者组成，他们共同为期刊提供学术支持和指导。编委团队之间的定期交流和合作，促进了知识的交流和融合，提升了期刊的学术水平和社会影响力。

在主题整合方面，BIOI 以生物医学领域的交叉性研究为核心，涵盖生命科学、临床医学、公共卫生、生物医药及科技产业等多个领域。这种主题整合打破了学科壁垒，促进了知识的交流与融合，为研究者提供了更广阔的视野和思路。

学术期刊平台的建设道阻且长，但顺应科研发展趋势后，有助于对医学影像学科发展形成反哺。2023 年，*BIO Integration* 度过创刊艰难期，成功被 Scopus 数据库收录，收稿量及引用率得到显著提升[①]；2024 年进入 *Genaral Medicine* 分类 Q1 区，同年编者团队所在平台获批"医学影像学"国家临床重点专科培育项目，体现了学术期刊平台建设与学科建设的相辅相成。

二、科研项目选择与管理

科研项目是指围绕某一明确的研究目标及研究目的，在限定执行期限、预算金额等执行条件的情况下，由项目负责团队及依托单位主导的科学研究及相关科技活动。科研项目是科研工作的重要组成成分，是科学研究的主要资金来源，同样也是评价科研团队水平的重要参考指标。在科研基金项目体系中，国家自然科学基金项目是我国申报等级最高、接受度和普及度最广的纵向科研项目，根据申报类型不同，可分为探

---

① Chen Z.Holistic Integrative Biomedicine in 2022：Riding the Wave in the Right Direction ［J］. BIO Integration 2022，3（1）：1-2.

索系列、人才及团队系列以及国家重大科研仪器研制项目、重大项目、重大研究计划项目、联合基金项目、基础科学中心项目等。规划自然科学基金委员会每年在指南中公布各学部的重点项目立项领域，既是重点项目的指南申报方向，也一定程度上代表了本领域的研究前沿风向。

从国家自然科学基金医学科学部影像方向重点项目发布指南来看，医学影像申报领域方向（2020 年及以前代码为 H18，2021 年起调整代码为 H27）逐渐从原先聚焦影像学单一学科技术（如多模态影像）、单一疾病（如缺血性脑病），过渡为攻克多学科交叉（如多组学、人工智能技术）疑难及瓶颈问题（见表 4-2）。这反映了医学影像学科在新时代下科研领域和方向的转变。在这种整合医学影像背景下，该如何做好项目申报选择及项目管理？这是我们应该重点思考和探索的问题。

表 4-2 2016—2024 年国家自然科学基金医学科学部影像方向重点项目立项领域

年份	指南领域方向及代码
2024	影像驱动的重大疾病诊疗和评估技术研究（H27）
2023	基于 MRI/CT 创新技术的多组学研究（H27）
2022	影像引导介入治疗的精准和智能化研究（H27）
2021	基于跨尺度成像人工智能的血管病变研究（H27）
2020	超声或核医学影像创新技术研究（H18）
2019	缺血性疾病组织微循环障碍的多模态影像学研究（H18）
2018	智能影像诊断的新技术与新方法（H18）
2017	缺血性脑疾病的多模态影像学基础研究（H18）
2016	多模态多参数乳腺癌早期影像学诊断新技术与新方法（H18）

（一）科研项目的选择

在我国，自然科学类基金，如国家自然科学基金、各省科技厅发布的自然科学基金等，对推动医学各学科的快速发展起到了重要的作用。尤其在医学影像这类涉及多个领域的交叉学科，自然科学基金在多个领域、多个学科的综合支持，鼓励科研人员从临床角度出发，尝试从不同角度发现医学影像面临的科学问题，研究疾病新机制，形成新理论，开拓新方向，最后再应用到临床和指导临床[1]。因此，选择与学科发展需求相符的项目方向，不仅是项目立项的前提，也是项目完整、顺利执行并对学科发展形成积极推动力的关键因素。

---

[1] 曹河圻. 发挥科学基金独特优势，推动交叉学科研究，合作共赢促进影像医学发展 [J]. 中华放射学杂志，2021，55（1）：3-4.

在选定医学影像科研项目时，首要的是进行全面的需求分析与调研。针对目前医学影像在临床应用过程中出现的关键科学问题，分析医学影像存在的局限性和临床痛点，如在某些疾病诊疗应用场景的诊断精度、操作便捷性、成本效益等方面。以影像医学与 AI 技术整合的项目为例，AI 技术应用于医学影像的临床诊疗工作以及科学研究工作中，可有效提升影像诊疗的效率，并同时提升影像学诊疗的准确性，可显著提高工作效率，有助于降低误诊和漏诊率，并可为疗效监测提供更加方便、快捷的方法。

在当前的科研大环境中，跨学科发展已成为推动科研创新的关键动力。在推进跨学科研究及活动方面，国外机构的不少举措值得我们借鉴学习。英国联合研究理事会为了推动跨学科研究的开展，鼓励建立研究中心及新的机制，为跨学科研究人员提供工作职位及资助，为边缘性研究提供特定资助等，以提供更多学科之间相互作用的机会。美国、德国、法国等也不断尝试采取新的举措扶植跨学科研究的发展。在我国，国家自然科学基金委也设立了一系列项目，鼓励并支持跨学科研究的开展。例如，重大研究计划项目要求围绕特定的科学目标，整合不同学科的知识和方法开展深入研究；重点项目也经常鼓励学科交叉，在医学科学部的很多项目中，医学影像与计算机科学、物理学、化学等学科的交叉融合是重要的资助方向。在平台支撑方面，建立多学科交叉研究平台也有效地推动了整合医学影像科研工作的开展。例如，上海交通大学医学院组建的多学科联合研究中心，为医学影像与其他学科的交叉研究提供了平台和资源支持。此外，该机构还通过高位政策的调控及布局，鼓励不同学科背景的研究人员合作申报科研项目。综上，医学影像科研项目应注重跨学科申报，充分利用国家、地方政策及高校、企业等资源，整合多学科力量开展研究。

（二）科研项目的过程及结果管理

在科研项目的管理方面，整合管理策略的核心在于运用项目管理、风险管理、质量管理等一系列现代管理工具，构建一个高度协同的工作体系，连接起从医学影像临床需求、基础研究探索、技术开发创新、临床验证评估，到成果转化应用及专业医学影像科研人才培养的每一个环节，确保整个科研流程的连贯性、高效性和目标导向性。

医学影像科研项目的管理，通常遵循各级科学基金委员会的严格标准以及不同单位明确的管理规范，但细化执行过程中的管理还是与其他学科有所差别。一是参与人员本身的多学科专业背景，在进行项目进度点评和绩效考核清点时需要考虑不同专业背景人员的分工以及目标设定，将考核评价管理精细化。二是医学影像类科研项目通常以验证应用效果、解决临床问题为直接导向，强调科研成果向实际产品或技术的有效转化，因此对项目研究成果的临床可应用性、技术转化可行性等，要进行量化评估。在项目执行方面，主要从过程管理和成果管理两个方面阐述整合管理的思路。

首先，科研项目管理应注重资源整合。医学影像科研项目涉及的资源包括人员、设备、经费、时间等，而执行人员和执行项目的内容涉及的专业、学科众多，因此在项目执行过程中要注意整合这些资源，优化配置和合理利用。例如，建立科研团队时，需要综合考虑团队成员的专业背景、科研经验和互补性；在设备配置方面，应根据项目需求合理调配医院内外资源，加强与其他医院、科研机构的设备共享与协作，充分利用现有资源，减少浪费和重复投入。通过流程整合管理，实现医学影像科研项目从战略规划到执行监控、从资源整合到成果评估的全方位优化，促进科研与临床的深度融合，激发科研人员的创新活力，保障科研工作的高质量推进。

其次，项目执行过程当中应注重信息流通。医学影像类的科研项目高度依赖不同学科的交叉整合，而不同学科研发工作最适宜的场地也不一定在医院。因此项目执行的场地不一致，信息的及时、准确传递对项目管理至关重要。整合式的管理需要建立一个完善的信息管理系统，实现项目信息的实时更新和共享。通过信息化手段，加强项目管理部门、科研人员以及相关科室之间的沟通与合作。例如，开展医学影像与人工智能辅助诊断相关课题时，具有医学背景的研究人员在医院内负责规范化图像的收集，而具有计算机科学背景的研究人员则在图像处理服务器中负责软件的优化和技术研发。双方合作人员需要采用云平台、大数据中心等方式实现数据共享和图像分析等需求。

再次，做好成果管理和绩效评价是科研项目结果管理的关键。医学影像的科学研究往往涉及多个学科及部门协同，与单一医学科研的成果评价大不相同。基于整合医学影像成果及产出的多样性，建立评价机制需要注意以下几点。其一，在科研成果转化方面，以临床应用效能为导向，秉承"源于临床，回归临床"的原则，关注临床应用反馈。其二，要注重科研成果评价指标体系的多元化及阶段性特点。多学科交叉的医学影像成果转化链条广，过程复杂，面向不同应用场景、不同类型研发内容的评价周期均不一致，因此有必要建立个性化、差异化的成果评价体系。

最后，成果管理及绩效评价体系应具备全过程的特性，追踪科技成果的转化全过程，并在不同阶段设立不同的评价指标体系[1]。

在整合医学影像实体机构的科研工作中，工科与医科科研成果映射出了各自独特的研究焦点与成果形式。工科科研成果着重于技术创新与设备改进，致力于开发新型

---

① 沈映春，于佳琪，刘义藤.阻力视角下高校医工科技成果转化机制探索[J].科技中国，2024（02）：71-76.

成像技术、优化医学影像设备性能，同时深入算法与软件开发，探索材料与对比剂研究，以专利与产品转化的形式推动科研成果的商业化进程。而医科科研成果则聚焦临床应用与验证，通过评估新技术在临床实践中的效能，深化对疾病机理的理解，撰写基于大量病例分析的临床指南，促进技术成果在解决临床问题中的应用等。成果的评价是科研管理中的关键环节，不仅关乎科研成果的认可与推广，更涉及利益分配，以更好地激发科研人员持续创新的动力。

三、科研人才队伍建设

医学影像科研人才是推动高质量发展的强大智力引擎。面向整合医学影像的临床定位及发展需求，筛选并组建科研人才队伍，聚焦前瞻性、原创性、颠覆性医学影像技术研发，形成"临床—基础—转化—临床"的闭环研究体系，能很好地推动医学影像技术的创新与突破。

医学影像科研人才队伍在多学科背景属性方面尤为突出，因此应重视人才的转化及创新能力。首先人才培养工作应遵循"内培外引"原则：内部人才培育要全方位，提供稳定发展的保障；外部引进人才要充分考虑及谋划。首先是根据发展的需求，引进专业背景合适、技能符合团队缺口的人员，即引进前充分考虑需求。其次，要考虑人才引进后如何发展，如何融入现有平台条件及资源，如何建设新的平台，如何与现有人员整合等，即引进时做好学科及个人的整体发展规划。最后，要能够留住人才，将人才的需求与学科发展的需求结合起来考虑，让外引人才能发展，学科的综合水平能得到提升，即引进后稳定人才。稳定的人才团队能够产生"磁场效应"和"集聚效应"，为学科的可持续发展奠定重要基础。因此，整合医学影像发展视角下的科研人才队伍应当以人才建设为核心，紧紧围绕吸引人才、培养人才、稳定人才等方面，大力推进科研团队的建设与发展。

（一）科研人才队伍的构成

医学影像学科根植于医疗服务需求，科研与医疗一脉相承。专职的科研人员常缺乏临床经验，不懂得如何把握医学上的关键科学问题。而整合型的科研人才，往往具备临床医学的培育或实践背景，既能把握临床前沿，又具有较强的科研能力。整合医学影像的科研服务链条，从需求分析到最终应用，是一个复杂而精密的过程，每个环节都需要专业医学影像科研人才的智慧与努力。整合医学影像学科发展所需的医学影像科研人才队伍应当是多维度且高度综合化的。

根据目前各大高校、医院、研究院所在科研人才层次分类和分工职责方面，科研人才可以分为领军人才、骨干人才、青年人才、科研助理人才。除了学识广度、教育深度、背景专业、专业长处等方面，各个层次人才的管理能力、所负责的科研工作也差别较大。随着医学影像学科交叉的不断深入，不同人员所负责的分工会越发明确，优势互补，各自职责功能有重合但互相补充，真正实现科研工作的广度拓宽及不同科研工作有序开展（见图4-4）。

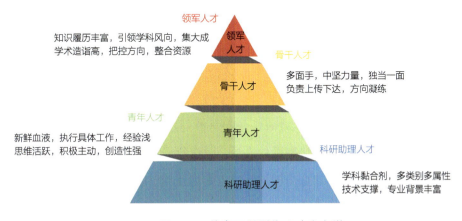

图 4-4 整合医学影像人才金字塔

作为整个科研人才队伍的领头羊，领军人才对一支优秀的科研人才队伍的重要性不言而喻。领军人才是指在某一领域扎根已久、专业知识深厚、实践经验丰富、能够引领学科发展方向的资深专家。在专业技能方面，医学影像的领军人才往往从一线医学影像科室出身，具有丰富的临床实践经历，多属于高层次复合型人才。对从传统影像技术应用到新型影像技术研发方向，从临床医学的基础知识到工科、理科、计算机方向的前沿理论都有较深的学术造诣，善于整合不同学科知识解决医学影像的关键科学问题。在管理统筹能力方面，医学影像的领军人才还应具有较强的管理能力，善于组织优质的学科发展资源，策划并带领学科的整体发展。

医学影像科研的骨干人才是科研活动中的中坚力量，也是清楚专业发展方向、具备跨领域合作能力的复合型人才。一方面，骨干人才向上遵循学科带头人的战略规划，紧密配合学科带头人的指导，将学科的战略目标转化为具体的科研计划和行动方案。另一方面，骨干人才往往负责某个具体方向或课题的开展，并承担起指导和培养年轻科研人员的责任，即所谓的"传帮带"。在这一过程中，骨干人才负责传授专业知识、科研经验和技能，帮助新人快速融入科研环境，同时鼓励和支持他们独立思考和创新，为科研团队注入新鲜血液和创新动力。

在科研人才梯队中，青年人才代表着新鲜血液，他们负责一线科研工作的执行和落地，也是医学影像可持续发展的关键。青年人才通常为硕士和博士研究生、博士后等。这类人员的科研经历相对较短，研究背景和专业相对单一，但包容性和可塑性强，带着各自独特的研究视角和方向，在研究内容上形成了丰富的交叉融合。在多学科交叉的科研团队中实现相互学习、共同进步，这种跨学科的交流与合作不仅拓宽了研究视野，也促进了创新思维的碰撞与融合。此外，青年科技人才在发展伊始就应该具有更广的视野，对标国际。依托学科平台加强与国际优秀团队的学术交流，进行访学、技术学习等，学习顶尖团队的科研方法，接触前沿的科技成果。

最后一类人员属于支持科研活动的负责运营的科研助理人才。我国对科研助理的定义，最早是在教育部发布的《高等学校科研助理管理办法（暂行）》中提及，即高等学校科研助理是指学校根据承担科研任务和学校科技长远发展需要聘用的从事项目研究、实验（工程）技术和科研辅助的人员。随着科研工作在学科建设中的分量不断提高，对于科研助理的需求也逐渐增加，相关管理方式也逐渐成熟。目前，科研助理的定岗不仅仅在高校，还逐步拓展至科研院所、医院、科技企业等，其类别及属性也趋于多样化，是重要的辅助性岗位。

尽管科研助理人才在各类型科研团队中并不罕见，但在多学科人才汇聚的医学影像学科中，科研助理可能不仅仅是辅助岗、助理的角色，更代表着某一学科领域的技术力量支持，在医学影像团队中承担着至关重要的支持角色，可以负责实验准备、仪器维护、数据收集与初步分析等日常工作，确保科研项目的顺利进行；同时促进不同专业背景成员之间的沟通与协作，促进高效运转科研团队的形成，共同推动医学影像科研的发展。例如，在高等教育阶段学习生物技术、分子生物学类生命科学专业知识的人员，在医学影像学科中往往担任实验技术骨干。而具有化学合成、生物医学工程、计算机科学背景的，则往往在分子影像课题组、影像技术研发课题组，以及影像与人工智能课题组担任工程骨干及技术指导，与医学影像医生配合开展科研工作。一些具有管理学、计算机科学等专业背景的科研助理，则负责与学科带头人、课题组研究员或课题负责人等配合进行团队管理、绩效核算、经费项目管理等工作。

整合医学影像科研人才队伍应是一个动态调整、相互协作的有机整体，在这个科研人才队伍中，跨学科复合型医学影像科研人才具备跨领域的专业知识，能够在科研活动的不同阶段发挥重要作用，促进知识与技能的横向流动，强化团队间的协同效应，是科研活动高效运转的重要保障。并与其他医疗机构、科研机构和高校等建立合作关系，共同推动医学影像科研的协同发展。

（二）科研人才队伍的管理

1. 外引人才，需求导向

"引育并举"策略是指在人才培养过程中，既注重外部人才的引进，以注入新鲜血液和创新思维；又注重内部人才的培养和发展，精心培育现有员工，提升其专业技能与领导力，从而构建一个层次分明、持续成长的医学影像科研人才梯队（见图4-5）。在整合医学影像背景下，单一医学影像背景已难以满足科研需求，应布局具有学科交叉背景的人才，而外部引进是迅速提升人才梯队综合水平的渠道之一。

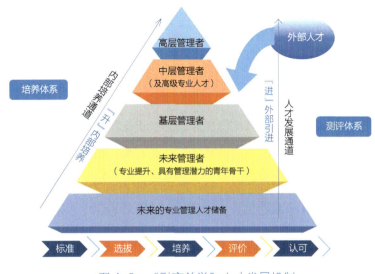

图4-5 "引育并举"人才发展机制

对开展医学影像学科相关科研活动的组织而言，在引进人才之前，首要任务是深入剖析当前团队的状况和需求，同时对比外部先进水平，明确差距所在，科学制订医学影像科研人才建设规划（见图4-6）。例如，人才引进应依据实验室现有的硬件、软件等平台条件以及在研项目的需求，挑选最为适宜的科研人才。这样能使其迅速融入科研团队，并为团队注入新的研究视角与创新动力。而以项目需求为导向引进人才，既可以保证课题经费的合理投入，又能在平台条件方面满足新引进人员的需求。基础研究、临床研究以及转化应用等环节都是一个完整项目不可或缺的构成部分。在此过程中，链条上的每个节点都需要不同层次和专业背景的人才合力来推动。基于此，整合医学影像的科研活动与相适配的科研人才队伍是非常重要的，通过充分发挥不同层次、不同专业背景人才在各个环节的作用，从而使科研活动与临床应用紧密结合，并充分彰显其社会价值。

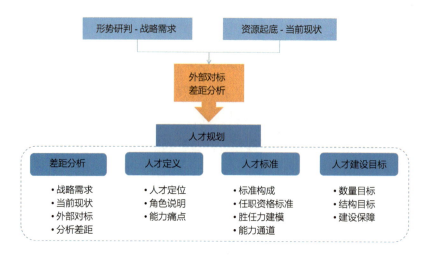

图 4-6 基于实际需求制订人才建设规划

2. 内育人才，夯实根基

与外部引进的策略不同，内部培育的人才更注重学科本身平台实力、教育培训条件以及管理体系。首先是学科应具有前瞻性的规划布局。根据学科科研工作主体发展情况，以及未来拟开展项目的条件需求，开展精准人才布局工作，并以此构建一个支持创新、鼓励成长的人才培育环境（见图 4-7）。如前文关于人才分类的阐述，组织应依据科研人才所处的不同阶段，对其培育方式以及未来规划给予个性化的指引。

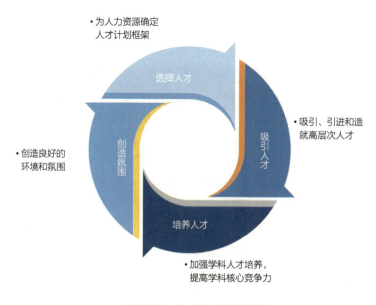

图 4-7 人才管理的系统性

同时，建立科学的人才评估体系与激励机制，确保医学影像科研人才价值被公正认可与充分利用。医学影像科研团队的人才涉及的专业背景较多，如何针对不同专业的科研工作特点制订合适的科研绩效考核及激励机制，对人才发展也极其重要。例如，医学类人才可以以临床工作量、SCI论文发表、项目立项等指标作为绩效考核的重要参考，但工学背景的科研人才则不完全适用上述的考核指标，特别是开展技术研发、设备搭建的人才，应该用专利申请、技术突破情况、所研发技术的成熟度等作为绩效考核指标。另外，组织通过定时开展多学科交叉的学术交流会与学术沙龙、实施科研人才轮岗学习制度等措施，能够拓宽科研人才的视野，增进其对跨领域知识的理解。同时，积极引入国内外先进管理模式与技术，从整体上提升团队的国际竞争力与专业水平，从而为内部培育人才提供更优质的环境与更广阔的发展空间。

医学影像领域科研活动的最终目的是服务于临床诊断和治疗。因此，在医学影像科研人才队伍建设过程中，必须紧密围绕临床需求进行，并积极拓展医学影像技术的应用领域。通过引进和培养具有跨学科背景的医学影像科研人才，结合现代信息技术、大数据等手段，推动医学影像技术在健康管理、疾病预测等领域的创新发展。通过融合现代信息技术、大数据分析等工具，探索医学影像技术的前沿应用。此外，在选拔医学影像科研人才时，要重视其科研成果转化的能力与经验，以加快医学影像科研成果的实用化进程。同时充分发挥新引进医学影像科研人才的既有资源优势，如科研经验、技术专长、行业资源等，通过其行业联系、项目经验和市场洞察力，促进内部资源的有效整合。目前，医学影像已打通"基础研究—临床应用—转化医学—产业转化"全链条，形成从创新到商业转化的闭环管理，这也有助于医疗行业持续扩大创新领导力与商业竞争力，加快构建全球创新生态。

第二节
整合医学影像的教学探索

2021年12月，国务院学位委员会印发的《交叉学科设置与管理办法（试行）》认定：交叉学科是多个学科相互渗透、融合形成的新学科，具有不同于一组学科范畴的理念、概念、理论和方法体系，已成为学科知识发展的新领域。也就是说交叉学科是在学科交叉的基础上，通过深入交融，创造一系列新的概念、理论、方法，展示出一种新的认识论，建构出新的知识结构，形成一个新的、更丰富的、知识范畴，已经具备成熟学科的各种特征。学科交叉融合，其本质在于发挥不同学科间的优势，取长补短，在不同学科思维碰撞间迸发出突破创新的火花。

以医学为核心的多学科交叉，在"医、教、研"领域有着不同的内涵，且融合类型与方式也各不相同。具体落实到医学影像学专业人才的教育教学方面，医工交叉融合需将工科手段与技术应用于医学影像学相关的研究与实践中，从而提高医学影像学专业人才的培养质量，实现从定性到定量、从经验到数据、从片面到全面以及从粗略到精准的转变。本节旨在探讨整合医学影像的教学探索，分析当前医学影像教学面临的现状，讨论如何配备专业教师队伍、优化教学内容、创新教学方法、整合教学平台等，以期推动医学影像教学的升级，培养出更多具备实践能力和创新精神的医学影像人才。

一、医学影像专业教学的现状

（一）医学影像学科面临的教学挑战

医学影像学科集合了包括放射诊断学、超声医学、核医学、介入放射学等多个专业。医学影像本身就与工程学、理学等学科门类高度融合，近年来又整合了计算机科学、信息科学、分子生物学等。因此，医学影像专业人才不仅应牢固掌握医学知识，还应该对影像技术涉及的工科知识等进行深入了解。在新医科推行的背景下，整合医学影像学科的教学工作也面临许多变革，这既是学科发展的机遇，同时也存在困难与挑战①。

1. 新技术应用对教师队伍提出了新的要求

在医学影像专业教学中，新技术的应用对教师队伍提出了更高层次的要求，不仅需要教师们掌握传统的医学影像理论和临床应用知识，还必须与时俱进，熟练掌握并能有效传授诸如数字图像处理、人工智能辅助诊断、虚拟现实技术、远程医疗系统等领域的知识。这就要求教师不仅仅在掌握本专业知识的前提下更新知识体系，还应该具备跨学科知识的传授能力，能够将计算机科学、工程学、数据分析等领域的知识与医学影像教育相融合。此外，人工智能大数据在医学影像学领域的应用范围的不断扩大，同样带来了对相关伦理的新的思考。这就要求医学影像的教师在传授专业课程时，将医学伦理、患者隐私保护、信息传输的安全性等思政课程融入。因此，在整合医学影像视角下，医学影像学科的教师队伍应更新自己的理念，提升自身综合素养。有研究对医学影像住培学院的德育素质现状及原因进行了分析，认为针对教师团队要强调学术规范意识，规避学术不端行为。同时，在教学与指导过程中，注重为学生制订个性化的德育提升路径。

2. 大学科交叉加大了知识学习的难度

整合医学影像的发展过程中，不同学科间对同一概念的认知、认识层面的差异，加大了学科间整合的难度。例如，从医学角度出发，医学影像本质是图像，是借助影像设备及技术将人体的解剖及功能信息转变为直观可判断的图像，从而对疾病进行诊断与评估，为临床治疗策略制定提供可视化信息②，其核心是辨别及区分正常与异常在图像特征上的差异。而站在工科的角度，医学影像的本质是运用物理学和工程学原理反映能量与人体间相互作用后能量与数字信号的变化与差异，涉及设备操作、图像生成和处理，以及安全控制等方面的专业知识。

此外，作为临床医学下属的二级学科，医学影像还蕴含着深厚的人文社科内涵，如对生命价值的尊重、患者隐私的保护以及医学伦理的遵循等，这些要素在推动技术进步的同时，也引领着学科向更加人性化、伦理化的方向发展。因此，如何整合不同

---

① 尤超，李金辉，何珂，等.“新医科”背景下医学影像学教学的探索与实践［J］.中国卫生资源，2023，26（06）：809-812.

② 王建武，王金洁，彭如臣.医学影像学专业人才创新与实践能力培养模式的思考［J］.中国医学教育技术，2018，32（03）：326-328+333.

学科的教学体系，而非简单叠加，是当下整合医学影像教学工作的挑战。

3. 体系化教学对人才培养提出了新的要求

医学影像人才的培养体系基本包括院校教育阶段（本科及研究生）、毕业后教育阶段（临床规范化培训、专业规范化培训等）以及继续教育阶段。在整合医学影像的视角下，不同阶段的要求和问题均不一致。例如，在院校阶段，存在医学影像人才专业基础知识较牢固而临床知识及实践能力偏弱的培育效果问题；而在毕业后教育阶段，学员的轮转依托培训基地开展，而部分培训基地对医学影像培训学院的临床科室轮转工作重视程度不足，导致学员对疾病的整体性认识不足。因此，对于能够建立"三阶段、成体系"教学模式的医学影像学科，应从医学影像人才全过程的培育角度出发，明晰各阶段人才培育存在的问题，补足人才培育短板，从而使之能满足整合医学影像学科发展的需求。

（二）医学影像专业教学发展趋势

1. 理论教学课程整合

理论教学以在校内接受系统的课堂教学为主，学生主要学习医学影像学的基础理论、解剖学知识、成像技术原理等。这些课堂教学为学生提供了医学影像学的知识体系框架，为后续的实践和临床实习打下基础。传统的医学影像课程往往分散在多个学期和多个学科中，不利于学生对知识体系的整体把握。随着整合医学影像学科的发展，医学教育的培育目标应该聚焦应用型、复合型人才培养，设计满足现代医学发展与人民健康需求的医学课程。此外，医学教育者也应改变教学理念和模式，转变为满足传授知识体系及技术方法要求的教学方式及方法。

所谓课程整合，应该从不同的角度去理解。广义上而言，课程整合是一种新的课程内容设置的理论，也是一种关于学校课程教育的理念。狭义角度的课程整合是指一种特定的课程设计具体方法[1]。我国部分医学院校（如中国医科大学、重庆医科大学、北京大学医学部、重庆医科大学等）开展了整合医学教学试点工作，取得了一定的成果。实施整合医学课程改革，目的是提升医学生的综合素质，在整合医学视角下培养他们关于疾病的整体观、全局观[2]。例如，面对健康中国和教育强国建设新任务，重

① 曹国全，陈伟建，杨运俊，等.医学影像技术专业课程整合的探索与实践［J］.中华医学教育杂志，2016，36（05）：674-676.

② 徐杰，方正，何晓静，等.基于影像学云平台的混合式教学在医学整合课程中的应用［J］.中国继续医学教育，2022，14（20）：49-52.

庆医科大学树立为大健康服务的教学改革理念。改革临床医学"三段式"教学模式，打破基础与临床的割裂壁垒，开展以器官系统为主线、疾病为中心、临床思维路径为导向且基础课程与临床课程融通的整合课程改革。其组建跨专业、学科、院系基层教学组织，重构课程体系，出版贯通教材，重塑教学大纲，创新课堂设计。还推进"在地国际化"建设培养涉外人才，聚焦新技术人才需求，推动"医学＋X"交叉融合。另外，学校与医院、企业协同建设相关学院，建立智慧医学人才培养体系，建设生物医药现代产业学院培养复合型产业人才，推进微无创医学未来技术学院建设，探索培养高层次复合型人才，实施基础医学人才拔尖培养计划。

温州医科大学在医学影像专业课程体系整合方面的实践经验也值得参考。在结合学校本身教学特点的前提下，他们设计的具体课程整合方案包括：以"技能链"为线索，以设备为主线整合医学影像成像相关理论、设备学、检查技术学及质量控制管理等，如CT技能链围绕CT依次讲解成像原理、结构、性能参数、检查方法及影像质量控制；以"知识面"为线索，以器官系统为主线整合内外科与医学影像诊断学，如呼吸系统中"肺器官"章节涵盖肺部常见疾病及其内外科治疗方法、影像学诊断与检查手段；以"知识链"为线索搭建理论与实践整合课程，挖掘理论教学重难点与实践的联系，缩短理论与实践衔接时间并将理论应用于实践，如讲解CT图像质量影响因素时在设备上进行演示。课程整合能减少教学内容重复、优化课程结构、避免知识脱节，同时教师根据整合内容组织以问题为基础的学习教学，提高学生的自主学习能力、学习兴趣与各项技能水平。

2.强化实践教学和新技术应用

从岗位胜任力的角度，大多数医学影像专业培育的人才定位为毕业后在医疗机构从事应用影像设备、实施影像诊疗等工作的技术应用型创新人才，因此医学影像专业教学势必重视人才的实践能力培育。实践教学是医学影像人才培养过程中的重要环节，然而，在具体影像教学过程中，教学内容涉及医学影像新进展的部分较少，且与临床实践结合的紧密度较低。例如，目前医学影像教学内容中对于心血管疾病的影像学诊断方式仍然以X线平片为主。而目前临床上采取的评价策略是多种影像技术的联合检查，包括超声、CT、MRI以及核医学等。

虚拟教学实验室的建设有助于学生开展医学影像设备操作，可以让学生在实验室环境中模拟临床操作，熟悉各种医学影像设备的操作流程和注意事项。同时，通过模拟病例分析、小组讨论等方式，可以培养学生的临床思维能力和团队协作能力。实验室实训教学是医学影像专业学生提高操作技能的重要途径。在实训过程中，学生可以在专业人员的指导下，进行各种影像设备的操作练习和诊断实践。同时，通过模拟病例分析、图像处理等方式，培养学生的实际操作能力和诊断能力。在整合视角下，应加强实验室与临床科室之间的联系与合作，将实验室实训教学与临床实践教学有机结合起来，形成完整的实践教学体系。在医学影像领域，新技术、新方法的不断涌现为创新创业提供了广阔的空间。因此，在实践教学环节中，应注重培养学生的创新意识和创业能力。通过开设创新创业课程、组织创新创业竞赛等方式，激发学生的创新热情，引导学生关注医学影像领域的前沿技术和市场需求，培养学生的创业精神和创新能力。

3. 临床实习注重多学科交叉

临床实习是医学影像专业学生将理论知识转化为实践能力的关键阶段。学生在实习期间，应在导师指导下，深入参与影像检查工作，熟练掌握影像设备操作与诊断流程，同时，通过积极参与病例讨论、学术交流，紧跟医学影像学的最新进展与临床实际需求。在此基础上，加强科室间的沟通协作，通过资源共享与优势互补，全面提升实习教学质量。

多学科团队协作（multidisci plinary team，MDT）模式的引入，为临床实习提供了新的视角。MDT 起源于 20 世纪 90 年代美国安德森癌症中心，最初应用于肿瘤患者的综合诊疗，其核心理念是以患者为中心，跨内科、外科、影像科、病理科等多个科室，共同制订个性化治疗策略（见图 4-8）。MDT 不仅打破了学科界限，还促进了治疗方案的规范化与个性化，现已被广泛应用于临床实践。有研究将 MDT 引申到 CBL 教学中，通过多学科、不同角度探讨临床病例，达到各学科相互融合，在治疗技术、治疗方法、治疗理念上达成共识，可以避免单一学科在疾病认识过程中的片面性，弥补了 CBL 的不足之处 [1]。在医学影像的 CBL - MDT 教学中，教师课前提供病例资料，学生查阅文献分析影像征象并给出初步诊断，各专业教师分析相关性，经综合讨论得出最终诊断与治疗方案。多次分析典型病例能让学生从感性认识上升到理性判断，融合理论与实践。此教学过程能让学生掌握影像知识，融合多学科疾病知识，了解相关科室需求，挖掘和学习知识之间纵向及横向联系，拓宽诊断思路，培养"临床 - 影像 - 病理"思维能力 [2]。

---

① 沈彤，刘成军，刘少德，等 . CBL+MDT 模式在医学生临床教学、见习中的应用 [J]. 中国卫生产业，2017, 14（11）: 19-20.

② 蔡武，龚建平，蒋震，等 . PBL 联合 MDT 互动阅片在医学影像学研究生临床教学中的应用 [J]. 中华医学教育探索杂志，2016, 15（9）: 947-950.

4.规范化培训联动

此处的规范化培训不仅仅是住院医师规范化培训，还包括在职医生的继续教育、专科医师培训以及面向新影像技术与方法的针对性培训，旨在构建终身学习体系，确保医学影像专业人才能够紧跟时代步伐，不断提升临床服务水平与科研创新能力。

住院医师规范化培训是医学影像专业毕业生进入临床工作前的必经之路。在培训过程中，应严格按照国家卫生健康委员会制定的规范化

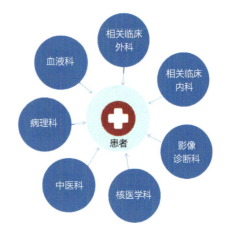

图 4-8　多学科团队协作（MDT）模式

培训标准和要求进行培训和考核。随着医学影像技术的不断发展，新技术、新方法的不断涌现为医学影像专业的教学和培训带来了新的挑战和机遇。因此，在规范化培训中应注重新技术的培训和应用，可通过开设新技术培训课程、组织新技术应用研讨会等方式，引导医生关注新技术的发展和应用情况，推动新技术的临床应用。

对已经从事医学影像工作的医生来说，进修接受规范培训是提高自身专业水平和临床能力的重要途径。在进修过程中，应重点学习最新的医学影像技术和方法，了解国内外医学影像领域的最新进展和趋势。同时，通过参与学术交流、病例讨论等活动，拓宽自己的知识视野和临床思维。在整合视角下，应加强进修医生与临床科室之间的联系与合作，形成"学研结合"的培训模式。

随着数字医学和医学影像信息学的发展，从医学图像中挖掘信息并用于临床决策越发重要。医学图像经深层次挖掘能提供肉眼不可识别的信息。在此背景下，积极开展相关培训活动，这些活动通常是面向各企事业单位、高等院校及科研院所的从事医学影像领域的相关从业人员。例如，2021 年中国管理科学研究院职业资格认证培训中心举办"医学影像组学人工智能应用案例实践培训班"，2024 年 7 月工业与信息化技术培训网举办第二十二期"医学影像组学人工智能应用案例实践培训班"，它们都对前沿的影像组学及人工智能案例结合方法及应用进行全面讲解，帮助学员掌握影像组学临床与科研工作的开展方法和路径，这对医学影像专业人员在新技术领域构建终身学习体系、应对新技术挑战等具有重要意义。

二、医学影像教学的整合策略

随着科技的飞速发展和医疗技术的不断进步，传统的医学影像教学模式已难以满足当前的教学需求。为了提高教学质量，培养出更具实践能力和创新精神的医学影像人才，就需要学科从多维度出发，对医学影像教学资源进行全面整合。以下将对医学影像教学资源的整合及发展策略进行总结。从宏观角度来看，教学资源的整合是指区域、省市甚至国家层面的非个体层面。从上层机构来看，财政与政策的支持不可或缺。医学影像教学因本身有对设备、平台的特殊需求，投入相对较大。整合医学影像的教学资源还涉及机械工程、物理学、化学、计算机科学等，要确保足够的财政投入与政策倾斜才能支撑这类型教学活动的开展。除了财政投入外，教育资源的投入与配置的优化同样重要。从文献综述来看，教学资源配置水平并非固定不变，可以建立相应的动态调整机制，实时掌握区域高等教育发展的总体状况，依据实际情况进行科学决策。一方面，中央政府通过政策调控来防止地区内部以及地区间的差距逐步扩大，并设立补偿机制来支持落后地区的教育事业发展。另一方面，要减少教育资源的错配现象，深化高校内部管理体制改革，实施并推进"双一流"建设高校的动态遴选机制，以促进高校教育资源的高效利用。另外，通过跨区域合作，充分利用优质教育资源，促进高等教育平衡发展。

此外，要秉持教育资源共享的原理，发展整合医学影像教学。教育部门在政策层面推动教育资源共享，优化资源配置，缩小各高校之间的差距，促进我国研究生教育质量整体水平的提升。为实现这一目标，教育部门可以出台一系列政策措施，如制定鼓励高校共享资源的政策、设立专项资金支持高校合作项目、优化高校评估体系等。同时，教育部门还可以推动高校深化教育教学改革，鼓励高校创新人才培养模式，提高研究生教育的质量。

除了在宏观层面应用整合的理念解决医学影像教学的问题外，在微观层面，即单个机构/单位层面自身做好体制改革及创新举措。以下将从医学影像教学师资整合、教学课程整合、教学方法整合、教学平台整合以及教学过程整合五个方面，探讨医学影像教学的整合策略。

（一）教学师资整合

1. 发挥"双师型"师资力量

临床教学和基础教学统一化管理，可使教学更规范、更严谨。所谓"双师型"教师，即除了教师职称外还具备专业技术职称的教师，在医学影像教学中，即具有教师职称的影像临床医生。"双师型"教师多年工作在临床一线，有大量丰富的操作经验和临床经验（见图4-9）。医学影像课程的相关理论知识主要由教研室的专职教师负责。专职教师具有理论基础扎实、逻辑思维强的特点。在整合医学影像的背景下，要求专职教师加强临床操作及实践的带教能力，将医学影像的最新技术成果融入基础教学及理论教学，建立基础、技能、实践的"三位一体"立体式教学模式。同样地，临床教师应该在保持带教水平、强化培育人才实践能力的基础上，建立规范化的教学模式，巩固基础理论知识，并探索新型教学模式在人才培育中的应用，培育出逻辑思维缜密、动手实践能力强、具有创新性的综合型人才[①]。在研究生培养阶段，还可以为医学影像专业学生配备两位导师，一位是医学影像专业导师，负责专业知识和技能的教学；另一位是临床或科研导师，负责临床实践和科研能力的培养。鼓励教师参与或主导跨学科研究项目，以促进教师在多个领域内的知识和技能更新，并将最新研究成果融入教学中。

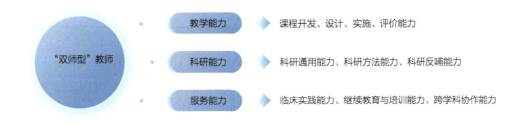

图4-9 "双师型"教师的基本能力构成

2. "整合型"师资队伍建设

医学影像专业教学的特殊性在于它不仅要求教师掌握深厚的医学知识，理解人体结构与病理变化，还需要精通先进的成像技术和数据分析方法，能够将抽象的图像数据转化为临床诊断的重要依据。有鉴于此，"整合型"教师应兼具医学人文素养与工程技术能力，既能深入浅出地讲解影像背后的生理病理改变，又能熟练演示和解析各类影像设备的操作与图像处理技巧。组建"整合型"师资团队，可从医学、工学、计算机科学等相关学科中选拔优秀教师，组建跨学科的教师团队，共同承担医学影像课程的教学任务。在课程设计上，各领域专家需共同研讨，确立课程目标，细化教学大纲，

① 刘泉源，李祥林，杜海岭.加强"双师"型医学影像技术专业队伍的探索[J].中国继续医学教育，2022，14（06）：162-165.

确保内容覆盖医学影像的理论基础、技术研究到临床应用的全过程，同时融入最新科技动态与行业需求。此外，还需加强校际合作，与国内外其他高校或医疗机构建立合作关系，邀请优秀教师来校进行学术交流、教学示范或合作教学，提升学科教师的学术水平和教学质量；还可引入企业师资，与医学影像设备研发及生产企业、软件开发企业等建立合作关系，邀请技术专家来校进行技术讲座、设备操作培训等，为学生提供更加贴近实际的教学资源。

3. 教师知识和技能更新

在整合医学影像发展导向下，教师除了掌握本专业知识，还应具备扎实的医工结合知识储备，不断学习新技术、新知识体系。为此，应该给予有发展潜力的教师更多外出学习及进修的机会，通过在国内外医学影像学科实力雄厚的高校或医疗机构的培训，拓宽教师的思维及眼界。此外，还要注重培养教师严谨缜密的科学思维与态度、务实的理论研究作风以及扎实的科研创新能力。例如，目前各种大型数字化医学影像科室亟需高素质的熟悉人工智能技术的医学影像专业人员。为了培育出此类人员，首先要对教师的知识掌握体系进行强化，让他们学习并解读有关教育信息化和人工智能在医学及医学影像应用方面的政策文件，引导他们建立将人工智能与医学影像教学整合的思想观念。在此基础上，要注重培养教师应用新兴通信技术，如网络、虚拟平台等方式与学生开展交流、沟通及教学活动的能力，打破在学校学习的局限，拓宽可学习的范围，这样也有助于教师提高授课的效率，增加实践操作的时长，提升学生的综合能力。

（二）教学课程整合

课程整合的目的是通过学科内课程及学科间课程的整合，实现课程教学体系的结构优化与重组。医学整合课程（integration curriculum）教学是一种课程形态，通过将多个学科的相关知识内容融为一体，帮助学生实现系统教学及学科知识的融会贯通，提高知识的综合应用能力，从而解决单一学科课程知识片面、割裂的问题[①]。医学影像学的知识体系与人体解剖学、病理学、分子生物学、内科学、外科学等联系紧密，相关的知识在不同课程中相互关联。例如，通过影像学手段可以观察到病变部位的解剖学特征形态功能改变，这些影像特征与疾病的病理学表现、疾病病因以及疾病临床表现串联起来形成疾病诊断的知识链条。

---

① 张在先，杨蕾，刘顺利，等.基于PACS系统的整合课程教学模式在影像科住院医师规范化培训中的应用［J］.教育进展，2020，10（6）：1144-1148.

对于医学影像而言，课程整合更有利于学生全面地认识疾病，并将相关知识融会贯通，从而建立"大影像"观念。如图 4-10 所示，医学影像学是以人体组织解剖结构及功能的影像表现为中心，因此与相关临床及基础学科产生联系，是提升整合教学课程效果的重要突破口①。

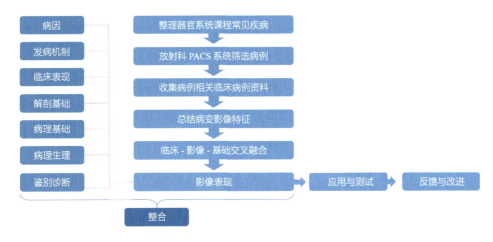

图 4-10　医学影像学整合课程实施方案流程图

将疾病基础知识与器官系统课程整合到医学影像学课程中，展示了医学影像学整合课程的全面实施方案，即通过跨学科的知识整合与创新教学方法，提升学生的综合医学影像学素养。

1. "以器官系统为中心"的医学课程整合

"以器官系统为中心"的医学课程整合是以器官系统、形态功能、正常与病变作为规律整合课程的方式。这种模式最早由美国西北大学提出并建立，可以使基础与临床知识结合更紧密，并引导学生建立整体与局部、宏观与微观的思维模式。而在整合医学理念盛行的今天，这种模式已经成为医学影像教学的发展趋势。

"以器官系统为中心"的医学课程整合包含两个阶段，第一阶段为"人体结构与功能基础部分"，主要涵盖人体形态学概论、人体生理学概论、分子与细胞三大板块的"人体结构与功能基础篇"；第二阶段则是"人体器官系统的整体结构功能及相关疾病"，从而支撑起整个相关整合课程的主体结构"9+1 整合课程体系"，即按照运动系统、循环系统、免疫系统、泌尿系统、消化系统、神经系统、内分泌系统、生殖

① 　付彬洁，吕发金，郁仁强，等 . 医学影像学"小整合"资源辅助整合课程教学的探讨 [J] . 继续医学教育，2023，37（ 4 ）：101-104.

系统、呼吸系统这9个重大人体系统（见图4-11）和临床医学相关大体技能所设定的医学领域相关课程，对应系统基础及临床医学课程的规范教学顺序来展开。

第二阶段是针对医学影像学专业课程的整合。在此阶段中，将X射线成像、CT、MRI及超声成像整合形成医学影像学，再逐一细分到每个有关的系统当中。这种医学影像学课程整合教学方式，有利于打破以往传统教学活动中的学科领域限制，展现知识的整体性、完备性及多样性，不但增加了医学影像学各学科间的横向连接，防止教学内容的交叉重复，同时也能促使学生在规定的时间段之内，更好地理

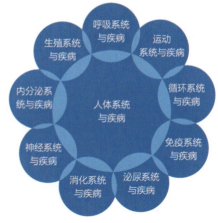

图4-11　人体九个系统与疾病

解和把握不同学科知识，培养学生的自主学习能力和创新思维能力，为以后的临床工作奠定坚实的理论基础。

2.围绕"技能链"强化的教材整合

教材是学生获取系统知识的主要工具。教材整合是指在教学设计过程中，将原本分散在不同课程或教材中的相关知识点和技能点，依据一定的逻辑框架和专业培养需求，进行有机重组和优化配置的过程。而"技能链"强调的是围绕某一影像模态，让学生掌握相关的操作技能、维修方式、质控方式等系列知识。

医学影像领域除了包含辨识影像诊断信息外，还与影像设备、成像原理等知识有着密切的关系。因此，"技能链"的整合方式和"以器官为中心，以疾病为导向"的整合理念并不冲突。例如，温州医科大学附属第一医院将《医学影像设备学》《医学影像成像理论》《医学影像检查技术学》中关于CT影像的教学内容进行了有效的整合。首先，为了强调教学中CT技能链作为核心，增加了CT设备安装与维修、CT设备质保与质控、CT造影剂等内容。其次，编写"CT成像"系列整合教材，包括《CT成像原理》（与设备结合）、《CT的结构及性能参数》（与安装维修结合）、《CT的检查方法》（与质保质控结合），实现理论与设备结构的内容整合，CT设备构造与CT设备安装与维修实例相互融通，CT检查技术参数与CT设备质保质控互相渗透，在教材层面上保证了教学内容的前后衔接。以装备为主线，以技能链为核心，推进系统化教学，实现CT影像系统模块化教学，既能让学生更好地掌握知识；又能减轻学

生学业压力，使教学内容贯穿始终，为后续的学习提供充实的理论基础和实践支撑。

（三）教学方法整合

教学方法的整合强调以学生为中心的教学理念，要求能够实现问题导向教学、团队合作学习、案例导入、床边教学、小组讨论、网络辅助学习等多种互动式、启发式教学方式的灵活运用。

1. 多元化教学方式的结合

以单纯讲授为主的教学（lecture-based learning，LBL）、以案例为主的学习（case study-based learning，CBL）、以影像归档与通信系统为主的教学，都是医学影像学教学中的常用方法。传统教学应用面广，但在激发学生学习兴趣方面缺乏优势。而CBL教学法以PACS基础，有助于学生临床思维的培养和临床实践能力的提高。此外，多学科协作现已成为对教育信息化发展产生重要影响的模式，有助于学生对临床疾病的全过程产生深入的了解，对临床诊疗起到重要作用。在整个教学过程中，学生可以自发组织科研学习小组，并培养文献调研、课题设计、数据处理分析和报告拟写等方面的能力。

有学者针对不同教学方法整合在医学影像教学方面展开了尝试，提出"四维一体"模式下培育创新型医学影像研究生。其中，"一维"是思政教育，"二维"是根据人才分层递进的原则促进综合能力提升，"三维"是探索不同教学方法整合以提升教学能力，"四维"是全方位加强社会实践能力。"四维一体"的教学模式，有望助力医学影像学科高水平人才培养及综合性高素质人才队伍建设。此外，还有研究者提出采用研究性教学模式培养跨学科医学影像人才。在教学方法方面，倡导线上线下混合式教学、PBL教学法联合，培养具有人工智能及医学影像知识体系的复合型人才。例如，内蒙古医科大学附属医院影像诊断科创新性地融合了MDT、CBL和T-PACS（teaching-picture archiving communication system，基于图像存档传输系统的影像医学教学系统），构建了高效的教学模式，使医学影像学教学质量显著提高。其中，T-PACS是指在PACS的基础上，将放射科信息管理系统的一个节点处接入教学服务器，进而分别接入教学系统的教师端口、学生端口及其他多媒体设备，打造集教学管理系统、影像资源中心于一体的教学平台[①]。利用T-PACS系统筛选并整理含有教学价值的临床

---

① 韦苇,谢东,苏丹柯,等.浅谈T-PACS系统联合MDT模式在医学影像学研究生教学中的应用[J].中国继续医学教育，2017，9（21）：31-32.

病例影像资料，确保学生接触到多样化的实际病例；随后实施 CBL 教学，通过分析典型病例，学生主动探索学习，教师随后总结要点，深化知识理解；联合 MDT 模式，组建包含心脏科、放射科、病理科医师的教学团队，全方位剖析冠心病等病例，从临床表现到影像、病理等多维度教学，强化学生综合分析能力。学习结束后，学生自主阅片，查阅资料进行病例分析讨论，提出疑问。最后教师团队集中解答、总结，确保学生对知识的全面掌握，进而有效拓展和提升临床思维与问题解决能力。

2. 全面过程性评价方法的建立

在医学影像学教学中，提高教学水平的关键要素之一是对教学效果的准确评估。通过构建全面、系统的过程性评价方法，确保对学生学习效果的全面追踪和客观评估。教学效果的全面评判可贯穿理论教学、见习、实习乃至毕业后工作阶段，旨在多维度、持续性地评估教学质量与学生发展。从理论学习初期，学生的知识掌握情况可以通过网络调查工具进行监测（如课间自评、同学会互评、课后问卷调查等）；见习阶段注重实操技能的考评，重视带教的日常反馈，如设备维护、影像检查规范、图像后处理以及病历拟写；实习期间，为加强学生的专业实践和科研能力，学生需接受一对一论文指导、实习报告拟写以及图像质量评估等，深化专业实践与科研能力的培养；毕业生步入职场后，通过应聘机构的满意度调查反馈及定期的网络或纸质问卷，对其服务意识、工作效能进行综合评价，考量其在临床、学术及技术革新上的能力与水平。这一连贯且细致的过程性评价方法，可有效确保教育质量的不断提升与学生能力的全面发展。

编者所在的医学影像研究所科研团队是一支典型的多学科交叉研究生团队，为了对不同学科背景的学生进行实时评估，建立了"过程—结果一体化"考核评价方式，并制订了评分量表。其中，过程评价指标包括学习态度、管理成效、日常考核等，而结果评价则以论文发表、专利获批、学术交流等科研产出作为评分标准。该评价体系为横向比较不同专业背景的研究生提供了一种新型的量化比较方式 [1]。

（四）教学平台整合

医学影像学的实践性强、涉及知识面广。在整合理念下，应充分利用"互联网＋"新技术，依托 PACS 系统进行教学，建立医学影像实训教学中心，配合灵活多样的教

---

[1] 谭浅浅，陈智毅，左欢，等. 多学科交叉研究生团队的培养与管理策略探讨——以南华大学医学影像研究所为例[J]. 医学教育管理，2024，10（03）：326-331.

学模式，构建包括医学影像的仿真虚拟平台和形态学仿真教育平台在内的实用多元化教学平台，提高教学质量，推动教学改革进程，促进应用医学影像人才发展[①]。在设计平台过程中，要确保能够有效地与学生的临床思维相契合，与学生的认知规律相符合，按照由简到繁的原则逐步过渡。

1.PACS 实现"理实一体化"教学

传统授课模式中，基础理论知识传授及实践操作在时间与空间上相对割裂；此外，受限于实践场地及条件，多以"老师做、学生看"为主。由于影像设备庞大且贵重，学生很难对设备的构造、原理有深入的了解，而这些都成了学生全面掌握影像知识的限制条件。

而现在，教师可以利用 PACS，接入虚拟仿真教学平台，有效地将理论讲解和实验学习联系起来，做到一体化的理论实践教学，让学生能够高效学习。教师根据不同的授课内容，设置不同的实践环节，并编排成特定情境的游戏模式，提高学生学习的趣味性和参与度。而在学生体验方面，学生通过身临其境的体验，自主探索并在游戏的模式下掌握知识。以胸部 CT 的基础学习为例，教师可以将患者胸部 CT 检查的流程和 CT 设备的组成、成像原理、注意事项、人文关怀等内容融入实验项目中，让学生在游戏闯关的模式下进行学习和体验。每一步都设置关卡，从病人到影像科登记检查、辐射防护宣教、医患沟通、检查过程等，学生只有选对了才能进行下一步的工作。相关题目设置在闯关后进行，巩固实践内容，帮助学生在诊疗过程中充分了解各种影像检查技术的运用、影像设备的组成、影像原理和人文关怀等，实现多学科内容交叉融合，增强临床诊疗思维，提高学习兴趣。虚拟仿真平台突破了传统实践教学中的局限，将枯燥、晦涩的知识变得简明易懂、立体化，在实践课程中提高了学生参与度以及安全性。同时，学生可以通过自主设置实践项目，增强创新思维和临床思维，对知识融会贯通，并提高分析问题能力和解决问题能力。

2.建立医学影像实训教学中心

组建医学影像实训教学中心，通过建设网络软硬件，使医学影像实训教学中心与直属高校附属医院放射科、影像核医学科诊断工作站实现对接，使 X 线、CT、MRI、ECT（emission computed tomography，发射计算机断层显像）实践教学环节更贴近临床真实情景。例如，综合运用 X 射线成像、CT、MRI 模拟装置、3D 影像、虚拟现实等技术建立临床检查操作流程的技能训练系统，并且具有技能考试和成绩评

① 王丰，张仪，吕静.多元化教学模式在医学影像学教学中的应用［J］.中国现代医生，2022，60（32）：141-144.

定等功能，使教师能够客观地评估学生的实践效果。通过超声检查模拟训练平台，训练学生运用标准的扫描方式进行超声检查，模拟临床各种超声检查诊断方法，使学生在指定的控制区域内，在贴近临床实际操作的教学过程中，能够全面掌握超声诊断的理论和实际操作内容。

通过虚拟仿真教学手段结合专业基础知识和临床实践技能，并将机能、虚拟、形态、实践等有效融合，全面提高学生的临床实践能力，培养学生的临床思维。2023年初，上海健康医学院与上海仁济医院合作尝试开展了"元宇宙磁共振实践教学"项目。在课堂上，通过西门子医疗元宇宙沉浸式医教研解决方案，仁济医院的一台3T高端核磁设备被映射到上海健康学院的教室中。学生们犹如身临其境般，"真实体验"磁共振检查的全过程，通过对真机界面参数的调节与扫描结果的观察，更直观地理解不同序列、参数对扫描质量的影响。通过沉浸式学习，将磁共振设备理论知识应用于实践，提高磁共振临床应用胜任力。

与企业开展教学平台整合是将医学影像实践教学时机前置的良好方式。例如，西门子医疗基于云计算技术，专门为提高医疗影像及介入学科教学效率，研发了一套全真模拟操作平台智能模拟云 Smart Simulator。学生可以随时随地通过互联网登录 Smart Simulator，无须连接任何真实设备，也无须调用真实的病患信息，直接对西门子医疗全品类医疗影像设备的操作界面进行全真操作和练习，可以更好地巩固培训知识。

医学专业课程的教学更应注重实践教学。实训中心的建设对提高实践教学质量具有重要意义，通过高效开展实践培训，切实培养学生辨别疾病、动手操作和诊断疾病的能力。大学、医疗机构等必须高度重视实践教学工作，让学生能充分结合所学理论和实践，全面提高专业水平。在建设实践培训场地时，要树立长远发展的眼光，结合实际，从全局出发，以满足信息化教学的需要。传统医学影像实践场地由于建设时布局分散，功能单一，难以满足信息化教学的需要，相关仪器设备也相对落后，契合度较低。为了改变这一现状，有必要对各个影像学专业的教研室进行整合和改造，其中包括医学电子、医学影像（如超声）诊断等实验室。对教研室一体化改造的有效实施，能使其具备承担多门专业课程实验教学的能力，使之满足信息化背景下实践教学的要求。

针对大型医学影像设备实践教学中存在的依赖实践场地、有限的实践时间和密闭的成像过程等难题，有机构构建了基于数字孪生技术的智能医学影像实训室，能使

DR（digita radiography，数字化直接成像系统）、CT、MRI、PET 设备及放射测量设备实践教学在线开展，以数据采集过程动态可视、辅助设备研发验证为优势，推动实践教学体系重塑创新，推动实践场地功能创新。

医学影像技术作为现代医学领域的重要分支，其快速发展不仅推动了医疗诊断的精准化，也为科研和教学提供了丰富的素材和创新的平台。与实验室、研发平台等不同，科教平台主要注重采用人工智能、远程教学、虚拟现实等新技术，连同医学影像的科研成果，结合教学实践等需求开展科教工作。科教平台不仅可以促进科研成果的转化和推广应用，还能够推动医学影像教学的创新与发展，培养出更多具备实践经验和创新精神的医学影像人才，以期为医学影像技术的持续发展和医学教育的创新改革提供有益的参考和借鉴。

（五）教学过程整合

疾病的病因和发展过程的复杂性使机体发生多样性的变化，在影像学上呈现出多样性的表现，因此医学影像往往不能直接显示出病因所在的位置，"同病异影"和"异病同影"的现象广泛存在，因此难以形成完整和客观的诊断依据链。若将影像独立开来，想要理清疾病与征象之间的关系和培养学生透过现象看本质的能力就更加困难。随着成像设备的不断更新换代，医学影像学正逐步走向精准化，这使得相关的知识体系也在不断扩展和深化，超越了传统的学习范畴。了解学科前沿动态，掌握疾病临床特征变得与掌握影像特征同等重要。这对医学影像学科教学的过程管理和模式创新提出了更高要求。

1. 以学促练、以练促学

教师可基于"早临床、多临床、反复临床"的教育理念，提倡学生在早期开展实践活动。学生最初主要通过认识影像科室、影像设备，了解影像检查、设备用途等，激发对医学影像技术的学习兴趣和探究意识。在全面学习专业课程后，学校增加见习频次，使学生更加深入地掌握各种影像设备的构造、成像原理，理解检查体位摆放、线圈选择、放射防护等要求，能够掌握不同设备的操作流程，逐步形成自己的诊疗思维，培养操作技能、独立工作能力，实现理论与实践融合。学生经过一段时间的见习，在征得带教老师和患者同意的前提下，可尝试独立完成影像检查。学生看到自己拍的图像清晰准确、有助于患者诊断后，会产生强烈的职业认同感和自豪感，激发起浓厚的学习兴趣、强大的内驱力，学习主动性、积极性和学习效果均会大幅提高。在临床实操过程中，学生通过与患者接触，就可由最初的"不敢说、不敢做"，到大胆自信地完成检查并给予患者相应的指导，提高医患沟通能力，培养人文素养，提升自身综合能力。

这种"早临床、多临床、反复临床"的实践教学模式，能够有效提高学生的学习热情和学习效果。学生在进入真正的临床实习阶段后，能够更快地适应实习生活，对医学影像技术的重要性有了更深刻的认识，也能高质量地完成实习工作。这种实战化的教学方式，能够使学生的专业技能水平交际能力和人文素养得到提高，从而达到综合培养人才的目的。在这个教学模式下，教师能掌握其学习情况，了解学习中的难点、兴趣点，并能及时发现教学中的不足并加以改进，使教学质量不断提高，在与学生的长期沟通和交流中做到有的放矢，学以致用。

2. 以赛促学、以赛促教

为全面提高医学影像技术人才培养质量，促进医学影像技术专业的不断进步，近年来，各级主管部门以规范和提升实践教学水平为目的，以竞赛形式推动医学影像技术专业本科教育教学改革，举办了多项医学影像技能大赛。医学影像技能大赛通常包括理论和实践两大部分，涵盖了医学影像诊断的 DR、CT、核磁共振、超声、放疗检查技术等多个方面，重点考核学生的应变能力和心理素质的同时，还考核医学影像检查流程、设备操作、人文关怀、辐射防护等方面的基本技能和人文意识。

教师借助影像技能大赛平台，以赛促教，强化日常实践训练的各个环节，包括患者接诊、影像检查、图像处理、胶片打印、人文关怀等，使学生将医学影像技术工作真正内化于心，同时培养学生的团队合作意识和创新实践能力，培养专业技术硬、综合素质高的医学影像技术人才。同时教师应针对比赛中暴露出来的问题，认真分析研讨，整合到日常教学工作中，促进学科和专业教师不断发展进步。在比赛时，教师认真分析、研讨比赛中暴露出来的问题，并在平时的教学实践中帮助学生融会贯通。通过比赛，老师和同学能够认识到自身发展中的不足，明确未来发展的方向。在这一过程中，学生的综合能力得到提高，教师的业务水平也得到提高，这对促进学科的优质发展是有帮助的 [1]。

3. 以科促教、科教相长

科研与教学相结合，才能推动学科的优质发展。通过参与科研项目，学生可以接触到最新的医学影像技术，而教师可以将科研成果应用于教学中，提高教学质量。建

---

[1] 刘红，何培忠，唐红梅，等．基于"医、教、研、赛"四维协同平台的医学影像技术专业人才培养体系建设实践 [J]．中国高等医学教育，2019（05）：10-11．

立科研与教学互动机制，鼓励教师将科研成果应用于教学实践，同时支持教师从教学中发现问题、提出科研课题。这种机制可以促进科研与教学的深度融合、共同发展，形成良性循环。

通过对整合医学影像在科研管理与教学探索两方面的阐述，我们能够明确医学影像平台规划建设、项目选择与管理及科研人才管理的要点，同时也能更好地理解整合理念下医学影像专业教学的基本策略。科研成果反哺教学内容，教学更具前沿性和深度，通过科研与教学相互促进、相辅相成的良性循环，使医学影像学"科教共济、长盛不衰"，并且还能激发教学过程中的创新思维，为科研输送更多的灵感和人才，这将推动综合医学影像领域不断推陈出新、更上一层楼。

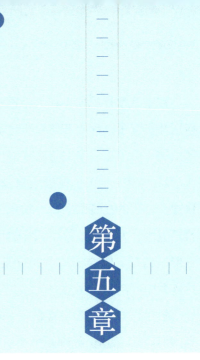

第五章

整合医学影像发展与
数字医疗

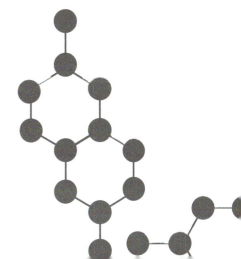

数字医疗是我国正在大力推进的重要工作，具体指将信息技术与计算机技术联合应用并贯穿于医疗服务体系全过程的医疗模式，代表了现代医学的发展方向。国务院印发的《关于进一步完善医疗卫生服务体系的意见》《公立医院高质量发展促进行动（2021—2025 年）》报告中强调数字医疗的信息技术支撑作用，提出推动建设覆盖医疗全过程的互联网平台，加强云计算、区块链、人工智能等新兴技术在医疗领域的推广应用，大力推进数字医疗建设进程，加快医疗信息化建设的步伐。其中，"人工智能＋医疗"组合模式下的智能医疗服务平台的搭建与应用，体现了数字医疗在医疗体系中广泛的应用潜力[1][2]。

数字医疗与医学影像的发展密切相关。在数字医疗场景下，影像数据在不同终端间的获取、传输、处理及解析更加精准高效，极大地提高了诊疗的灵敏度和准确度。随着移动医疗、互联网医疗及远程医疗的发展，数字医疗与医学影像实现有机整合，正推动着现代化数字医疗向精准化、高效化、个性化的方向发展。本章从数字医疗的基本概念入手，分别从互联网医疗的跨界融合、移动医疗的便捷应用、远程医疗的时空跨越，到人工智能带来的智能化飞跃，探讨整合医学背景下，医学影像如何与数字技术相辅相成，实现疾病的精准诊疗、医疗服务水平的优化提升以及医疗资源的合理配置。

第一节

数字医疗与医学影像

一、数字技术与数字医疗

数字技术由算力、算法及数据三部分组成，主要通过互联网、计算机等技术实现

---

① 姚华彦，何萍，崔斌，等．互联网医院赋能慢病管理的应用实践［J］．中国数字医学，2023，18（03）：15-19.
② 程璐，王静，孟衍蓉，等．数字医疗助力全科慢病管理及教学实践［J］．中国毕业后医学教育，2024，8（05）：390-395.

数据存储、传输与显示，是数字医疗（digital health）发展的重要技术基础。数字医疗是通过将现代化数字信息技术应用于整个医疗体系的一种新型医疗模式，旨在为患者提供更加便捷、高效的医疗服务。电子医疗（eHealth）是数字医疗的雏形阶段，其本质是将医疗各个环节实现电子化，便于医疗信息的统计与管理。近年来随着技术的不断发展，数字医疗的概念不断扩大，移动医疗（mHealth）的概念也被并入数字医疗中。此外，数字医疗还纳入了大数据应用和分析、人工智能、物联网等先进数字技术。美国斯坦福数字健康中心对数字医疗进行了更全面的定义，将其划分为五个类别：第一类，以人工智能、机器学习为代表，包括深度学习、影像处理及高级分析等各种人工智能算法；第二类，医疗信息化、基础设施和包括电子健康记录系统在内的数据管理系统；第三类，包括软件运营服务（software as a service，SaaS）平台、基于云计算的软件工具和社交应用在内的移动应用和网络应用；第四类，包括远程医疗、医患互动在内的新兴临床护理模式；第五类，包括可穿戴设备、传感器和其他物联网硬件设备。

数字医疗历经了医疗信息数字化、互联网医疗、医疗创新智能化三个发展阶段。尽管我国在数字医疗的发展上起步较晚，但随着近几年在信息技术及通信技术领域的飞速发展，我国在数字医疗方面正不断取得进步。目前，我国医疗信息化已实现区域互联互通及大数据分析，进入人工智能赋能辅助诊疗 4.0 阶段，并实现了从个体到整体、从局部到系统的发展，内涵与功能得到强化，医疗服务范围不断延伸。

二、数字医疗的基本框架

通过深度整合互联网、移动互联设备、5G 通信等新一代信息技术，数字医疗构建了一个覆盖预防、诊断、治疗、康复全过程的现代化医疗体系。以共享大数据资源库为基石，数字医疗搭建起一条从患者到医疗机构，再到药品研发与设备制造的全链条网络，实现了医疗信息的无缝对接与高效流转。在此基础上，人们还将对医疗设备、药物研发以及诊疗流程进行科学、合理的数字化改造，最终形成一个集智能化、个性化、高效化于一体的数字医疗生态框架（见图 5-1）。

近年来，我国发布了多条与数字医疗相关的政策，涉及医疗领域的多个方面，旨在加强全社会对数字医疗的关注度及认识度。

《"十四五"数字经济发展规划》提出，要加快互联网医院发展，推广健康咨询、在线问诊、远程会诊等互联网医疗服务，规范推广基于智能康养设备的家庭健康监护。开展应用慢病管理、养老护理等新模式。

《全国护理事业发展规划（2021—2025年）》强调，要充分借助云计算、大数据、

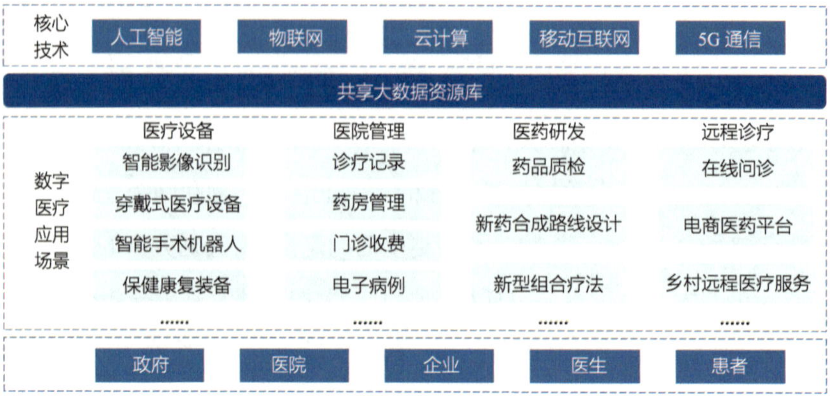

图 5-1　数字医疗生态框架

物联网和移动互联网等信息化技术，结合发展智慧医院和"互联网＋医疗健康"等要求，着力加强护理信息化建设。优化护理服务流程，提高临床护理工作效率。

《关于加快场景创新以人工智能高水平应用促进经济高质量发展的指导意见》提出，医疗领域要积极探索医疗影像智能辅助诊断、临床诊疗辅助决策支持、医用机器人、互联网医院、智能医疗设备管理、智慧医院、智能公共卫生服务等场景。

上述政策主要围绕数字医疗整体规划布局，其主要目的体现在：利用数字医疗赋能具体场景，加快管理机构及医疗机构平台信息化、标准化、一体化建设；探索数字医疗新技术审评、审批及应用；利用数字医疗为患者带来便利的同时推动医疗体系高质量发展等。数字医疗的革命性进展开启了医疗健康领域的新时代，人工智能、云计算、物联网、区块链、数字诊断和治疗、远程医疗和面向消费者的移动健康软件等已被越来越普遍地应用，并为医疗健康领域的各个参与方带来便利。

三、数字技术在医学影像学中的应用

（一）医学影像数字化

医学影像数字化不仅是数字医疗的重要基础，也是医学影像实现变革、转型的重要途径。一般来说，狭义的医学影像数字化，指的是对医学影像数据信息密度的连续变化进行等间隔的采样和量化后，所形成的数字影像。这类数字化的影像的图像清晰度和分辨率大大提升，为实现图像的快速传输、储存、浏览、查阅、后处理等奠定了技术基础，且提高了医学影像的诊断准确性，缩短了诊疗时间，简化了诊疗流程，是

医学影像学科及技术在发展史上里程碑式的突破。

相对而言，广义的影像数字化则不仅局限于影像数字本身，还囊括了数字影像及其衍生的众多应用场景。其一，数字化的医学影像设备、技术和平台的结合，可以更好地解决医学影像业务中存在的诸多问题，如终端模态多、协同院区多、对接系统多、检查医师水平参差不齐；影像数据及应用场景割裂，需求不一，海量/多源/异构多模态数据可及、不可用，存储分散、标准化程度低；医生阅片诊断工作量大，工作重复多、效率低，智能化程度低，影像调阅速度不够快等。其二，数字技术赋能医疗设备的网络化、医院管理的信息化、医疗服务的便利化，将更好地实现资源配置和管理效率提升，也推动了互联网医疗、远程医疗、人工智能医疗等的产生及应用。远程医疗突破地域限制，实现医疗信息与患者服务的线上共享，提高诊疗效率及准确度；互联网医疗不局限于传统的线下诊疗模式，突破了时空限制，提供了更高效、便捷的医疗服务；人工智能医疗进一步简化诊疗流程，实现了医疗资源的合理共享及优化分配。以下为具体实例：

1. 医学影像科室质控与安全管理

随着医学影像相关科室工作内容不断丰富，学科职能更加多元，临床需求不断提升，对质控和管理也提出了更高、更新的标准与要求。数字化平台可以明显提高对接单位的质控与安全管理能力，实现"管理、技术、诊断"三同质。首先，数字化平台为实现影像同质化管理提供基础，能够逐步缩小医联体内各级医疗机构之间的影像质量差异，提升医疗服务水平。其次，通过远程指导，有望推进 X 摄线成像、CT、MR 检查等技术同质化。最后，基于数字化平台通过远程会诊、审核、培训等举措，实现影像诊断同质化。这对推动区域影像检查结果互认具有重要意义。

在数字智能技术实践方面，上海交通大学医学院附属瑞金医院通过融合大数据、物联网、人工智能、云计算、5G 等技术，打造了放射指挥调度中心、智能康复港、影像 AI 诊断云算力平台等提高临床效率与释放医院社会价值的建设项目。数字化建设可以将放射科整个科室的工作流程融合起来，利用数字孪生技术建立数字化放射科科室，具体可分为 12 个模块：预约、报到、叫号（检前流程），确认、检查、留观（检中流程）（见图 5-2），判读、处理、诊断、危急值、检后反馈和健康管理（检后流程）。通过数字化全流程业务预约系统，患者可以方便快捷地享受影像检查前、检查中及检查后的数字化流程管理，实现资源的合理分配和优化利用。

2. 区域医疗影像网络平台的建设

区域医疗影像网络平台是用数字技术解决医学影像互联互通问题方面的一个良

好策略。在这方面，杭州市走在了全国前列：自 2013 年以来，从跨院影像共享、跨院影像调阅、疑难会诊等基础功能，到省市医院联动、省市影像互阅，实现了医学影像信息的互联互通以及数字影像的全城通服务，在临床信息共享及远程会诊等方面发挥了重要作用。杭州市还进一步进行了医疗影像"云网融合"平台的建立探索，将数字影像、云影像布局拓展到健康通 App 上，形成市内的数字影像统一服务管理系统，解决区域医疗影像平台的专网限制问题，在改进影像诊疗环节、便利患者的同时，也便利了医生院内外的交流，较好地解决了医院影像云"信息孤岛"问题 [①]。

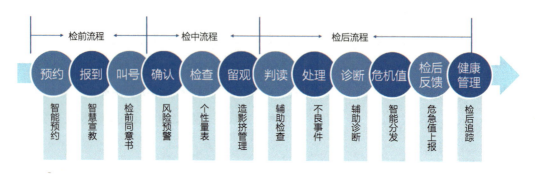

图 5-2 放射科业务流程数字化

此外，信息技术的迅速发展及更新迭代，也为医学影像的数字化提供了普适性的载体。例如，"掌上影像"的设计理念是为了解决取片环节复杂、耗时的问题，提升医疗服务水平，但以往该理念的实现受限于有限的手机分辨率、可调节性、储存空间及网络速度。近年来，随着智能手机的更新换代，Wi-Fi 网络、5G、云存储、云计算服务等技术的发展，"掌上影像"正在逐渐走进人们的日常生活。

（二）医学影像智能化

随着计算机算法的更新优化与医疗影像数据的不断增长，医学影像开始走入智能化时代。自 2015 年起，我国发布的《"十三五"国家科技创新规划》《新一代人工智能发展规划》等重要规划中，强调了人工智能在医疗等关键行业的应用及示范作用，通过推广应用智能医疗新模式，突破现有医疗领域的发展局限性，加强疾病的管理及监督。人工智能在医疗领域应用广泛，其应用范围主要包括疾病的辅助诊断、个性化治疗、医疗资源分配及患者服务等方面。而人工智能在医学影像中的应用是一种优势互补，具有广阔的应用前景。据悉，在医疗数据中，有 90% 以上的数据来自医学影像，

---

① 何炜，沈伟富，徐旭，等 . 杭州市区域影像 " 云网融合 " 平台的设计与实现 [J] . 中国数字医学，2020，15（11）：75-80.

但医学影像图像的收集及处理过程烦琐庞大还耗费大量人力，而不断优化的人工智能算法模型很好的适配了医学影像地数据处理及分析。早在 1963 年，美国放射学家洛德威克就率先提出 X 光片数字化的方法[①]。随后，1966 年，美国放射学家莱德利正式提出了"计算机辅助诊断"的概念[②]。随着 CT、MRI 及 ECT 等数字化医疗设备的产生，医学影像图像数据的存储、分析方法及管理模式也日益优化，同时也产生了一些新的发展问题。这部分的具体内容将在本章的第五节展开阐述。

（三）影像多模态融合

医学影像领域中，多模态即通过不同的医学成像设备或应用同一设备的不同成像原理，实现两种或两种以上不同模态的医学影像数据信息的整合。从狭义上说，医学影像多模态是不同影像模态之间（如 CT、MRI、PET 和超声）的融合；从广义上说，除了不同影像模态之间的融合外，医学影像多模态还可以是影像与其他模态数据（如音频、图像、位置等）的融合。单一模态的数据对影像诊断与临床决策而言都是局限、片面的，多模态的融合，可以使医学影像为临床诊疗提供更加综合的信息，进而帮助医生作出更准确的分析和判断。

多模态影像融合技术的发展，是现代医学发展的必然需求和方向，也是整合医学影像的重要体现。随着荧光成像等生物医学成像技术的发展，参与多模态融合的影像模态已不仅仅局限于常规的临床影像学诊断技术，而是涉及更多的前沿精细化、跨尺度的成像技术。这些前沿技术中，部分已经从实验室走进临床（如光学相干断层扫描成像应用于角膜疾病、管腔道疾病的早期诊断等），为医学研究领域中一些亟待解决的问题提供了新的方法。此外，影像多模态融合涉及分子影像、结构成像和功能成像等不同层面、不同维度的成像，这里又与众多数字医学的分支学科产生交叉融合，如人工智能图像分析领域的图像配准融合技术、纳米材料医学（分子成像探针制备）、机械工程（融合成像系统装置研发）等。这种同一学科不同分支、不同学科间的交叉融合，已成为医学影像在新时代背景下的主要发展方向之一。

（四）医学影像普及化

医学影像技术的普及化（如可穿戴设备、家用设备）是医学领域未来发展的重要趋势。过去，医学影像由于显著的设备依赖性（影像设备通常体积大、结构复杂、不

---

① Lodwick G S，Keats T E，Dorist J P. 1963. The coding of roentgen images for computer analysis as applied to lung cancer. Radiology，1963，81：185-200.

② Ledley R S. High-speed photomicrographic analysis by digital computer. Medical & biological iIlustration，1966，16（2）：114–115.

易携带）及医师依赖性（需要有经验的影像医师进行解读及分析），其应用场景有限，难以覆盖到一些特殊场景应用（如急救、战区、边远地区）。随着人工智能技术的不断发展，医学影像设备装置也实现了智能化、便携化的更新换代，便携式影像设备（含便携式设备、可穿戴设备）与远程影像分别从加强设备的可及性、医师的可及性两方面，逐渐解决医学影像的应用场景受限及影像普及化不足等瓶颈问题（见图5-3）。这部分的具体内容将在本章的第三、四节展开阐述。

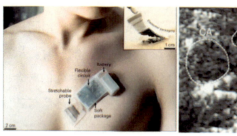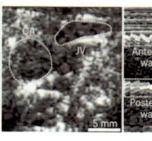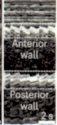

图5-3　可穿戴贴片式超声仪

（五）医学影像跨学科融合

未来的医学影像注重精准医疗与个性化医疗，医学影像将与物理学、计算机科学、数学等多个学科融合发展。通过不同学科的交叉融合，可以推动医学影像技术的不断创新和发展，为医学诊断和治疗提供更加全面和精准的支持。例如，传统的医学影像技术与分子生物学等学科的深入结合，产生了分子影像学，分子影像学成为连接分子生物学与临床医学的重要桥梁，在疾病诊断方面具有特异性高、灵敏度高和分辨率高等特性。它能揭示疾病病变的早期分子特征，将基因表达及生物信号传递等复杂的过程转变为直观的影像图片及数据，能有效推动疾病的早期诊断及治疗。

互联网医疗是"互联网＋医疗"深度融合的产物。随着互联网技术的不断进步和医疗服务的持续创新，互联网医疗在服务模式、技术应用等方面也在不断发展。通过互联网平台，将传统的医疗服务延伸到线上，实现医疗资源的优化配置和医疗服务的便捷化、智能化，患者就可以借助网络平台进行咨询、挂号、购药、健康管理等一系列操作，大大简化就医流程，节省时间和成本。同时，互联网平台也为医患之间提供了一个不受地域限制的线上沟通场所，显著提高了医疗效率。这种模式不仅可以缓解医疗资源紧张，还可促进医患之间的沟通与互动，提高患者对医疗服务的满意度和医疗质量。

第二节
互联网医疗与医学影像

一、互联网医疗概述

（一）互联网医疗的概念

互联网医疗是利用互联网和信息技术为用户提供医疗健康服务的新模式，通过在线诊疗、健康管理和医疗咨询等方式，实现医患之间的线上线下零障碍沟通和信息共享。从实践的角度而言，互联网医疗集合了大数据医疗应用、信息技术在医疗健康领域的应用。但对于互联网医疗，国外尚无一个明确的定义，其中智慧医疗和移动医疗是翻译后与之相对接近的两个名词概念。

互联网医疗服务内容分为诊疗和辅助两大类。目前，在国内较为认可的互联网医疗定义为以计算机网络为载体的线上医疗服务模式，主要包括健康教育、医疗信息查询、电子健康档案建立、疾病风险评估、在线疾病咨询、电子处方的开具、远程会诊及远程治疗和康复等多种形式的健康医疗服务。

（二）互联网医疗发展背景

1. 医疗资源区域分配不均

目前，我国的医疗资源分配不均衡现象显著，城镇的大型公立医院集中了更优质的医疗资源，包括高端医疗设备、先进医疗技术、高层次医疗卫生人才、高存量医药耗材及高质量管理水平等，因此吸纳了更多的患者；而中小型或基层医院则面临资源短缺、病患不足的问题。因此造成了医疗资源的严重失衡，影响了医疗行业的健康稳定发展，形成了医疗资源紧缺和闲置浪费并存的尴尬局面。调查资料显示，我国约八成的卫生资源集中在大城市的公立医院[1]。而我国大部分居民集中在缺少医疗资源的

---

[1] 易红，胡祖斌，彭想，等. 城市医疗资源调整及其作用的理论研究 [J]. 中国社会医学杂志，2006（04）： 209-211.

中小城市和乡镇，形成医疗卫生资源分配的"倒三角"结构与需求的"正三角"结构矛盾长期存在的现象（见图5-4）。

2.医疗行业间缺乏协同发展机制

强化院企间合作有助于推进医疗卫生事业发展，但由于"以药养医"等传统医疗弊病影响，院企合作的模式逐渐简化。

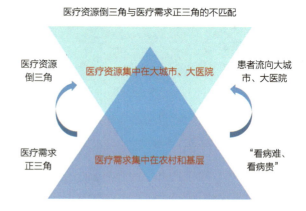

图 5-4　医疗资源配置结构性矛盾

目前，尚没有有效的院企间合作及资源共享的成熟合作模式，因此各医院与药企或其他产业间合作仅局限于基础的科学研究，共享资源主要以医疗知识为主，行业间的整合协同机制仍需高位政策推进及拉动。

3.基层医院资源集聚能力不足

基层医院的医疗资源聚集能力不足是一个长期且普遍的问题，主要体现在与大医院相比，基层医院通常面临医疗设备、医药耗材及医疗卫生人才资源配置短缺现象。基层医院医疗资源聚集能力差，设备及医药耗材短缺问题可依靠政府在短时间内进行干预提升。但人才资源短缺是一项需长期调整及布局的复杂工程。为此，应建立多级医疗协作机制，优化医疗资源配置，指定区域领头单位医院做好模范试点工作；同时，应落实基层医院医务人员的再培养方案，监督其向上级医院等学习提高医疗服务质量。

4.信息化水平限制资源共享

医疗资源与信息的共建共享依赖于现代化网络信息技术的发展水平。区域医疗信息共享平台是在一个区域内不同层次的医疗卫生机构、行政管理机构及相关卫生机构进行医疗信息数据交流及共享的平台。但地方经济水平、医院整体效益及政府对医院的支持和重视程度均会影响地方医院的信息化建设水平。同时受限于地方医院原本的医疗数据相对较少，对医疗数据存在过度保护心态，缺乏资源共享意识，这会进一步影响区域之间医疗信息的共建共享进程的推进。通过互联网线上医疗服务平台实现影像、病历数据及居民电子健康档案云存储及保护，可进一步加快推进医疗行业的资源共享[1]。

---

① 孟群，尹新，梁宸.中国互联网医疗的发展现状与思考［J］.中国卫生信息管理杂志，2016，13（04）：356-363.

因此，构建完善的区域医疗中心，强化医疗信息化建设，推动行业资源共享，成为破解当前医疗体系困境、促进互联网医疗健康发展的关键路径。通过政策引导和技术创新，互联网医疗有望打破地域限制，实现医疗资源的优化配置，有效提高基层医疗服务能力，缓解医疗资源分布不均的问题。

二、互联网医疗与医学影像的整合应用——以区域性医学影像数据平台为例

医院配置的医院信息系统、放射信息系统、影像存储和通信系统等，可实现院内影像数据的统一存储以及调用，目前已成为大多数国内大型医院的"标配"。但如何提高区域内影像数据的集成应用效能、监督管理效能及同质化水平又是一个新的问题。目前，随着我国医疗医学卫生信息行业的快速发展，各医疗机构医学影像诊断中心建设也在逐步推进中，但从发展的规模以及趋势来看还处于积极探索阶段。近年来，国家先后发布一系列有关互联网医疗应用的通知和指导意见，包括《国务院办公厅关于促进"互联网＋医疗健康"发展的意见》《国家健康医疗大数据标准、安全和服务管理办法（试行）》等，要求各行政区及各级医疗机构加快发展"互联网＋医疗健康"，具体包括落实远程医疗建设、实现数据共享以及检查结果互认等[①]。在此背景下，建设区域医学影像数据平台或将成为解决这一问题的有力措施。

（一）建设现状

区域性医学影像数据平台是将一定区域范围内医学影像数据信息进行统一收集、存储、分析及管理的综合服务平台，具备影像数据资料的存储、检索以及远程诊断等功能。通过收集本地医疗机构影像检查数据资料，可以推进居民就医情况及健康状态的同步跟进，促进各医疗机构之间的影像数据资源共建共享，实现管理机构对辖区内医学影像检查服务水平的整体把控（见图5-5）。

互联网医学影像应用技术的开发及支持成为区域性医学影像数据平台建立的有力基础。在医学影像诊断方面，国外已有 Mobile MIM、OsiriXHD 等获得美国食品药品监督管理局、欧盟 CE 认证。Mobile MIM 可以把拍摄好的放射影像（如 CT、MRI 等影像结果）发送到医生的平板电脑或手机中，便于医生及时进行医学诊断。OsiriXMD 是一款用于医学影像处理软件，可与医院的 PACS 相整合，并且采用 2D 与 3D 的高阶

---

① 史婷瑶，马金刚，曹慧，等 . 医疗大数据隐私保护技术的研究进展［J］. 中国医疗设备，2019，34（05）：163-166.

影像处理分析技术，是一款医疗影像分析及展示工具。OsiriX MD 同时是放射科室的一个医疗成像工作站，可以检查病人的影像结果。区域性医学影像数据平台具备影像资料数据库的功能，可收集相应的影像案例，用于医学科研及教学。

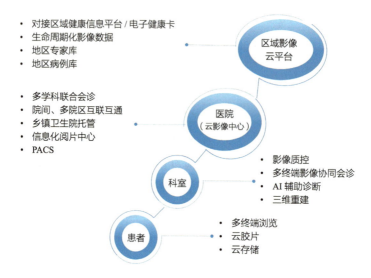

- 对接区域健康信息平台/电子健康卡
- 生命周期化影像数据
- 地区专家库
- 地区病例库

区域影像云平台

- 多学科联合会诊
- 院间、多院区互联互通
- 乡镇卫生院托管
- 信息化阅片中心
- PACS

医院（云影像中心）

- 影像质控
- 多终端影像协同会诊
- AI 辅助诊断
- 三维重建

科室

- 多终端浏览
- 云胶片
- 云存储

患者

图 5-5　区域性云影像平台的架构示意图

在互联网医疗迅猛发展的背景下，区域性医学影像平台作为医疗信息化与数字化转型的前沿阵地，正日益彰显其在医疗服务流程优化、诊疗质量提高方面的巨大潜力。这一创新模式，不仅深度融合了互联网技术与医学影像学，还通过构建统一的数据标准和规范，实现了区域内医学影像资源的全面整合与高效共享；促进了影像数据的实时传输与远程访问，使得跨地区、跨机构的专家会诊与协同诊疗成为可能；通过集成先进的影像分析工具，为医生提供精准诊断与治疗决策的辅助，提高医疗服务的效率与精准度。

需要注意的是，随着我国互联网医学的发展及我国对医学影像资源整合的高度重视，根据各地人口分布、医疗资源以及财政等情况，政府部门以及各医疗机构探索适应当地的互联网医学建设以及运营模式，并取得了一定进展。以下为两个典型案例。

2017 年，银川市第一人民医院作为宁夏首家"远程影像诊断中心"，建立了向上连接北京三甲医院、向下辐射区内外各级基层医院的三级架构：利用互联网将各级基层医疗机构（社区、乡镇、县、市级医院等）的放射影像数据上传至云端，远程影像诊断中心的专家团队访问云端的基层影像数据，远程出具诊断报告。通过平台的搭建与运用，实现了医学影像资源的整合与共享，促进了医疗机构间的深度合作与协同，为医生和患者带来便利与福祉。

山东医学影像研究所开展了远程诊断、学术交流以及影像质控等业务。他们通过构建互联网影像平台，结合手机终端或计算机终端，实现患者线上查询影像检查图片及报告的功能。除此之外，医生也可借助该平台向上级医院申请影像诊断报告解读，甚至申请远程会诊以在线解决疑难问题，提高影像诊断报告的准确性，实现机构、医生以及患者之间的信息互通。

（二）建设价值

1. 基层首诊，缓解医疗压力

当患者数量超出医疗系统的承受能力时，需进行分级诊疗，使患者流与医疗资源相匹配，令部分患者从上级医院分流至基层医院，缓解医疗压力。基层首诊是实现分级诊疗的核心环节。充分发挥基层医院诊疗资源优势，可有效缓解上级医院的医疗压力，平衡使用医疗资源。具体实施过程中，需要注意的是，基层医院的首诊能力及服务水平直接影响开展首诊的执行效果，而现实中仍存在患者对基层医院的诊疗水平缺乏信任的情况，影响了基层首诊效果。因此，基层医院一方面可通过加强设备配置、医务人员专业培训，提升自身综合诊疗水平；另一方面可通过与上级医院建立分级诊疗团队，在医学影像数据信息共享的基础上，实现远程诊断、远程会诊，提高基层医院整体服务质量，节省患者就诊费用及就医时间。相关的举措都有利于提高基层医院的首诊率，也能在一定程度上减轻上级医院病患过饱和现象，缓解医院医疗压力，为患者提供更优质的医疗服务。

2. 双向分流，降低就医负担

在基层首诊的基础上，双向转诊成为分级诊疗的关键环节。双向转诊的实质是将更复杂、更专业的疾病转诊到相应的上级医院就诊；并将常见疾病或病情稳定患者留在或转诊回到基层医院就诊。但基层医院医疗资源相对匮乏，医疗设备配置不足、医疗服务水平良莠不齐，且上级医院也缺乏向基层医院转诊的积极性，最终造成了双向分流难以落实的现状[①]。区域医学影像数据信息共享为改变这一现状提供了新的解决方法。通过医学影像数据信息共享，上级医院专家通过远程诊断并制订详细的治疗方案，为从上级医院转向基层医院的患者节省了就诊费用与就诊时间。此外，若基层医院的医疗水平无法满足患者需求，也可通过医疗信息网络系统与上级医院专家对接沟

---

① 吴三兵，胡焱，辛昌茂，等. 分级诊疗制度的实质与我国分级诊疗制度建设的出路［J］. 中华医院管理杂志，2016，32（07）：485-487.

通，获取转诊建议以及转诊服务，快速建立绿色转诊通道。

例如，南京江宁区影像云平台的上级医院为3家区医院，下级医院为23家基层卫生服务中心，上级医院通过云平台为基层卫生服务中心提供远程医学影像诊断服务。在"互联网＋医疗健康"形式下，以云技术服务创新为基础，通过整合全区优质医疗资源，实现上级医院优质医疗资源下沉到基层医院科室，全面提升基层医疗服务能力和水平，降低患者就医负担。

3. 急慢分治，提高医疗质量

急慢分治需要根据病情的轻重缓急采取不同的管理方式与治疗措施，针对急性病患者，需立刻就诊，抢救生命；对于慢性病患者，则需综合评估采取规范化、可持续的治疗策略。由基层医院接收常见病患者，而上级医院则主要负责疑难杂症的诊治。通过区域性医学影像平台结合上级医院历史数据及专家对患者疾病判断结果进行患者分诊选择，常见病患者可选择基层医院就近医治，增加基层医院诊疗实践机会，促进医院诊疗水平的提升。同时，上级医院也能更专注于收治疑难杂症及重症患者，并以此实现技术突破及学科发展，平衡基层医院与上级医院的医疗资源分配。针对急性病患者，在应急救治及转诊途中，区域性医学影像平台可实现基层医院、急救车及上级医院间的影像数据实时互通，尤其是在发生重大公共卫生事件时，区域性医学影像平台能够提供移动紧急诊治、影像数据实时共享及远程会诊服务，把握黄金救援时间，提高抢救成功率。

4. 上下联动，加强学科交流

远程医学是通过计算机等技术由上级医院对基层或医疗条件较差的医院进行线上指导帮扶的医疗活动。上级医院可利用区域性医学影像平台及影像检查数据召开医学影像相关线上会议、技能培训等，节省基层医院医生到上级医院学习技术及专业知识的费用和时间。通过在一些远程会议或会诊等工作中不断交流学习，逐渐提升基层医生的业务能力及专业水平。

（三）建设问题及要点

1. 根据区域实际情况选择合适的医学影像平台建设方式

目前，区域性医学影像平台框架方式可分为三种，第一种是集中式存储，即由区域卫生行政部门或某一大型医院牵头，对区域内影像数据信息进行集中存储、统一管理；第二种是分布式存储，即由各机构提供影像资料索引信息，应用时可通过区域医学影像数据平台进行调阅申请；第三种为综合两种方式的混合式存储，即集二者为一体，根据机构的信息化水平确定存储方式。建设方式取决于医疗机构的信息化建设投入、信息化水平、架构的复杂性，以及所使用的院内数据管理系统类别等多种因素。

2. 强调医学影像数据的安全性与患者的隐私保护

计算机、互联网、大数据及云计算等技术领域的迅速发展，可在互联网平台上实现医学影像数据的实时更新及诊断分析，而远程医学影像诊断技术的日益成熟，不仅提高了医学影像设备的实际使用效率，还培养了相关医学影像医务人员，并可在一定程度上降低患者就医成本。然而，在大量的医学影像数据被集中的情况下，区域影像数据中心将面临极为严峻的存储、管理及网络安全方面的问题。在这方面，要求上级政府部门及医院行政部门共同负责医疗数据监管平台的搭建、验证及维护，在物理安全、网络安全及应用安全三个方面进行数据防护。其中，应用安全是至关重要的一环，因此需要制订数据监管平台的相关制度、安全培训及质控考核管理办法，并落实最终监管措施。在保证数据安全的基础上，推动医疗资源的合理分配、共建共享，搭建互联网医学影像共享服务平台。

第三节
移动医疗与医学影像

一、移动医疗概述

（一）移动医疗的基本概念

移动医疗是在传统医疗的基础上，结合移动通信技术形成的新模式，具体表现形式包括医疗应用程序、便携式医疗设备等，为患者提供医疗服务和医疗资讯，广泛应用于健康数据采集与监测、慢性病管理、护理等领域[1][2]。传统医学影像设备往往体积庞大、成本高昂、操作复杂，且对环境和患者要求严格，限制了其在某些场合的应用。例如，大型的 MRI、CT 设备都是无法移动的，需要将患者运送到放射科室或影像科室进行扫描，在转运过程会增加患者发生并发症的风险。为了解决设备应用及患者转运问题，小型化、便携化的医学影像设备应运而生，它们可方便设备运输及病人的检查，是当前医疗器械发展的重要趋势。

随着技术的不断进步，小型化的设备不仅能够提供与大型设备相近的诊断效果，而且还具有更高的灵活性和便利性，能够适应更多的医疗场景。例如，乔纳森·罗斯伯格创立的 Butterfly Network 推出的 Butterfly 掌上超声，这款设备颠覆性地将超声波成像与半导体元件整合，一经推出就获得了超过 3.5 亿美元的融资。自 2018 年上市以来，Butterfly iQ 设备已被美国成千上万的医生、护士和其他从业人员采用。本节将继续以掌上超声为例子，深入探讨移动医疗的发展背景及现状，分析移动医疗在整合医学影像领域的实际应用。

---

① 林子滋，吴善玉．移动医疗在我国慢性病管理中的应用研究［J］．中国全科医学，2018，21（04）：457-461.
② 刘会，易琦峰，严谨，等．移动医疗在慢性心力衰竭患者家庭心脏康复中的研究进展［J］．护理实践与研究，2022，19（12）：1784-1787.

医疗健康服务与信息化技术的深度融合，衍生出各种医疗服务的新模式，移动医疗来源于"无线电子医疗"服务的医疗理念。早在 2010 年，美国移动健康峰会就将移动医疗重新定义为通过移动通信设备提供的医疗服务 [1]。而移动通信设备主要指先进的智能移动终端，包括智能手机、平板电脑、可穿戴设备、无线植入式器械和检测器等，将其与电子医疗相结合，则可提供移动医疗服务，如移动护理、移动查房、在线咨询与诊疗、远程监护等。有学者认为，移动医疗主要通过使用无线技术在移动通信设备中提供医疗服务和信息，能够在自然移动环境中持续监测个人的状态、快速诊断医疗状况、识别行为和提供即时干预措施以改善个人健康。

简言之，作为新型医疗服务模式，移动医疗的本质是借助移动通信技术和智能化医疗设备来提供医疗服务，不受时空和地理位置限制。目前，我国移动医疗在医疗机构、医疗人员和居民群体中推广应用，且以智能手机的终端应用程序（App）为主，涉及医疗咨询、健康管理、诊疗服务等方面，这有力推动了医疗服务结构性变革，提高了医疗服务效率。

（二）移动医疗的应用背景

1. 医疗资源集中化趋势越来越明显

全球人口数量与医疗资源的需求成正比关系，随着全球人口数量的不断增加，对医疗资源的需求也在逐渐扩大。但因地区医疗技术水平存在差异平衡、医疗资源分配不均匀，全球的医疗行业都存在发展不平衡问题。我国各地医疗水平发展不均衡，优质资源主要集中在东部地区，整体上呈现由东到西医疗水平逐渐降低的趋势 [2]。

随着我国政府对基层医院建设的重视程度及投入支持增加，近些年来我国各地的基层医院医疗资源总体呈现稳步上升趋势。由于我国各地地理经济及人口数量存在差异，因此仍存在一定程度上的医疗资源分配不均问题，基层的医疗服务质量不足以满足基层居民的就医需求，进而导致基层居民外地就医现象持续增加。

为提升基层医院医疗服务水平，优化医疗资源分配结构，在 2015 年，国务院办公厅印发《关于推进分级诊疗制度建设的指导意见》，引导患者分层分级就医。之后，各地医院响应国家政策逐步落实分级诊疗策略，全国涌现出诸多优秀改革案例，如厦门的"三师共管"政策、"三明模式"、"三医联动"改革策略，有效缓解了基层医

---

[1] 于露露，李燕，王辰旸，等.我国移动医疗应用服务监管刍议 [J].中国医院管理，2017，37（07）：56-58.

[2] 赵雪雁，王晓琪，刘江华，等.基于不同尺度的中国优质医疗资源区域差异研究 [J].经济地理，2020，40（07）：22-31.

院的医疗资源不平衡问题，显著提升了基层医院医疗卫生服务水平。随着国家政策的大力扶持及各地改革经验的积累，由上级医院进行牵头，联合当地基层医院进行资源整合，建立了分级诊疗的医疗服务合作模式 [1]。

2023 年 1 月，我国卫健委、发改委及财政部等 6 部门联合发布《关于开展紧密型城市医疗集团建设试点工作的通知》；同年 6 月发布《关于印发紧密型城市医疗集团试点城市名单的通知》，正式启动紧密型城市医疗集团试点建设工作，以满足人们的医疗需求为核心，实现医疗资源的重新分配，促进医疗资源的下沉与共享，加快完善分级诊疗体系。相关研究显示，虽然我国的基层医院床位数量及就医人数有了明显增加，但由于基层医院的配备设施、服务质量、专业能力等良莠不齐，难以与人们的就医需求相匹配。并且由于存在缺少检查检验结果共享互认办法和标准等问题，患者更加趋向于到上级或其他大型医院就诊，导致基层医院的平均就诊次数及住院率仍然较低，到基层医院的实质就诊人数仍然较少 [2]。

2. 移动医疗成为缓解医疗资源不均的有效工具

早在 2014 年，工业和信息化部电信研究院出版的《中美移动医疗健康研究报告》就推荐各医疗机构使用移动技术为患者提供更便利的咨询和诊疗服务。使用智能化通信设备（如手机等）为基层或偏远等医疗资源匮乏的地区带去高水平的医疗服务。

移动医疗在我国医疗机构、医疗人员和居民群体中的推广应用形式，以智能手机的终端应用程序为主，形式内容上涵盖短信业务、多媒体信息服务等 [3]，而技术上则涉及医疗咨询类、健康管理类、诊疗服务类等方面。这些均有力推动了医疗服务结构性变革，提高了医疗服务效率。其中，智能手机可简化医疗流程，实现手机线上预约挂号、问诊等。而便携化医疗设备可在一些特殊场景得到应用，如急救场所的便携式呼吸机保证患者的持续供氧，维持患者的正常呼吸；便携式血压仪检测患者的血压变化，便于医生及时了解情况并稳定患者血压。同时，便携医疗设备具有操作简单、便于携带以及智能化等优点，已逐步应用在外地随访及偏远地区常规体检等卫生服务中。

---

[1] 陈有兰，李伟，陈渝.我国医联体现状研究及发展策略 [J].中国医院，2020，24（08）：1-3

[2] 韩岩，尹文强，王安琪，等.基于米特 - 霍恩模型的分级诊疗制度执行困境研究.中华医院管理杂志，2019，35（06）：441-446.

[3] Smith R，Menon J，Rajeev J G，et al.Potential for the use of mHealth in the management of cardiovascular disease in Kerala： a qualitative study [J]．BMJ open，2015，5（11）：e009367.

（三）移动医疗的发展现状

全球移动医疗市场规模从 2020 年以来呈现快速扩张趋势，截至 2022 年，全球移动医疗行业市场规模已突破 1200 亿美元。"互联网+""大数据"与医疗卫生行业的深度融合，带动了中国移动医疗市场蓬勃发展；随着互联网和移动技术的不断进步，中国移动医疗市场将继续保持增长趋势。

目前，移动医疗的发展现状体现在以下几个方面。首先，移动医疗的服务模式日益多样化，涵盖了在线咨询、远程诊疗、预约挂号、药品配送等多个方面。患者可以通过手机等智能移动设备获取医疗服务，不受场地及时间限制进行线上问诊等服务，享受就医便利。同时，医生也可以通过移动设备进行在线问诊、开具电子处方等操作，提高了工作效率。其次，随着互联网、大数据、人工智能等高新技术的不断发展，移动医疗的技术也在不断革新。例如，利用大数据分析，医生可为患者提供更加精准的个性化诊断与治疗方案；通过人工智能技术，可以实现自动问诊、智能诊断等功能，进一步提高医疗服务的智能化水平。另外，随着我国人口老龄化水平不断上升以及人们的健康意识也在不断提高，未来的移动医疗的市场也将不断扩大。同时，我国政府也出台了相应政策，旨在推动移动医疗的发展与应用，并为移动医疗市场提供了良好的发展环境。

移动医疗在发展的同时，也存在一些困难与挑战，主要包括以下几个方面。一是患者群体细分问题。移动医疗服务对象主要是以慢性病、常见病等为主的非疑难重症患者，无法涵盖所有患者群体。二是医疗人员参与程度与信息化技能提升问题。当前，移动医疗发展所需的医疗化和信息化的复合型人才相对不足。此外，还存在优秀的医疗人员可能无足够时间或者精力参与移动医疗服务等问题，需要加强宣教引导。三是通信网络与设备技术更新换代和隐私保护问题。移动医疗发展的基础支撑能力不足，包括缺少安全且稳定的网络环境、移动医疗设备和应用系统等。四是移动运营平台建设与使用问题。基础服务平台建设不完善、平台使用不便捷等问题依然存在，移动医疗平台数量庞大且存在误导用户和问诊过程缺少人文关怀等现象。

二、移动医疗在医学影像领域的应用

（一）移动影像设备与技术

1. 便携式 MRI

MRI 是一个功能强大的诊断工具，但机器的尺寸和成本却限制了它的使用范围。近年来，便携式的 MRI 技术已取得了突破性进展。2020 年，Hyperfine 公司推出的便携式 MRI 设备 Swoop，成为世界上首个获得美国食品药品监督管理局批准的便携式 MRI 设备。Swoop 便携式 MRI 成像系统旨在解决当前成像技术的局限性，使任何患者都可以随时随地使用 MRI 进行脑部成像（见图 5-6）。作为传统 MRI 的补充系统而设计的 Swoop ，其成本低廉，可在几分钟内呈现头部内部结构的图像，可在临床床旁护理工作中发挥关键作用。

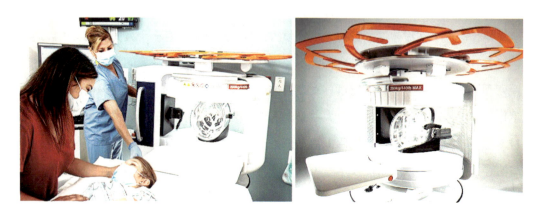

图 5-6　世界上首台便携式 MRI 设备 Swoop

与此同时，2020 年我国重庆大学电气工程学院联合陆军军医大学西南医院，成功开发出一款头部专用床旁 MRI 系统的原型机。这套系统场强为 0.05T，总重量小于 500kg，使用 220V/50Hz 标准电源供电。该设备可在重症监护病房、普通病房及手术室内正常运行，实现脑部疾病特别是脑卒中的床旁成像检查。

2. 移动 CT

近年来，移动 CT 也成为了 CT 领域的重点发展方向。移动 CT 的出现能够为医学影像检查场景前移提供支持，其价值尤其体现在重症监护室（ICU）等场景下的危重症患者救治中。据统计，超过七成的重症监护患者会在转运至 CT 检查室的过程中遭遇不良伤害。而移动 CT 可减少患者转运风险，前移检查场地并降低传统 CT 检查过程中的潜在伤害。例如，摩科特医疗在我国首创的 MCT-I 小型 16 排移动 CT，具有小型化、便捷化、低剂量、低能耗等特点，能够适应脑卒中急救、颅脑危重症急救、急性脑血管疾病和院前颅脑创伤快速诊断等多种应用场景，适用于院内急门诊、ICU、手术室和床旁早期快速诊断。

移动 CT 不仅提升了重症监护场景下的诊疗效率，还促进了优质医疗资源向基层的延伸。2024 年 5 月，重庆三峡医药高等专科学校附属人民医院将搭载了 40 排螺旋

CT 的移动车载 CT 驶入高峰街道社区卫生服务中心，为当地有需求的居民进行相应的影像学检查。移动车载 CT 具有可移动、辐射小、高清、高效等特点，同时还接入了重庆三峡医药高等专科学校附属人民医院的远程影像诊断平台，真正实现了"基层检查、上级诊断"的资源共享的远程会诊模式。

3. 移动超声仪

超声作为安全、无伤害、直观、便捷的诊断方法，已经成为临床必备诊断技术之一。随着人们对医疗需求的增长，对超声设备的便捷性、智能性提出了更高的要求。面对这种情况，2016 年，我国正式将掌上超声（无线掌上超声系统）列入科技部发布的国家"十三五"重大研发项目。

无线掌上超声系统即手持超声，它将传统笨重的大型超声台式机变成可随身携带、手机大小的彩超设备，且具有高度自动化功能，可进行复合成像及自动扫描等。掌上超声可以使医生便捷地获取丰富、迅捷的诊断信息，这从根本上改进了医生对疾病的诊断流程和对病人的关怀方式。

（二）移动医学影像服务的应用场景

移动医学影像服务的应用场景广泛，可分为以下几个方面。

1. 床旁诊断

在患者无法移动或需要持续监护的情况下，移动医学影像服务可以在床旁为患者提供即时的医学影像检查。减少患者转运风险，提高医疗效率及安全性。

2. 急诊急救

在急诊环境中，时间就是生命。移动医学影像服务可在第一时间为患者提供必要的影像学检查，辅助医生对患者病情作出及时、准确的判断，极大提高病患的抢救成功率。

3. 基层疾病筛查

在医疗资源相对匮乏的基层医疗机构（如偏远地区的乡村卫生院等基层医疗机构），移动医学影像服务可以弥补当地医疗资源的不足，为当地居民提供疾病筛查等医学影像服务，改善医疗资源的均衡分布。

4. 教育教学培训

移动医学影像服务还可以用于医学教育和培训领域，为医学生和医护人员提供实地操作和学习的机会。在医学院校的临床实习阶段，学生们往往缺乏实际操作的机会，通过引入移动医疗设备及软件进行临床前的教学培训，有助于学生从影像学表现中加强对疾病的认识，提高实践能力，并培养临床思维能力。

三、移动医疗在医学影像领域的实践探索——以掌上超声为例

超声技术为医疗行业从业者提供了一个可以了解患者体内状况的动态窗口，是一种重要诊断工具。与其他影像学设备一样，超声设备也不断向便携化、智能化方向发展，并可连接至移动设备终端进行查看分析。相较于其他影像学设备，超声具有其特殊优势，包括实时、安全、无辐射、经济等。当前，超声设备已经在庞大"身躯"之外衍生出了小巧轻便的"掌中宝"——掌上超声，它结合了数字医疗和移动医疗的优势。通过数字技术，掌上超声能够帮助人们实现高清晰度、高质量的超声影像获取和处理。同时，由于其便携性，掌上超声的使用往往不受时间和地域条件的限制，可在患者床边进行实时、快速的超声诊断。这些优势使得掌上超声在基层医疗中得到了良好应用。

（一）掌上超声的发展背景

传统超声设备价格相对高昂，且需要经过专业培训后的超声医师进行操作检查。对患者而言，超声检查需要经历提前预约、排队叫号等步骤。而床旁超声显著简化了患者的检查流程，可由临床医师在床旁对患者进行及时检查，不再受限于院内烦琐的就诊流程。手提式超声及掌上超声等设备（见图5-7）便于携带且性能相对完整，可支持多种检查模式，设备的价格相对较低。随着技术的不断发展及市场竞争逐渐激烈，掌上超声设备逐渐小型化且成本越来越低，使用门槛也逐步降低，最新的掌上超声设备甚至可以通过数据线或蓝牙直连手机/平板电脑实现图像显示。

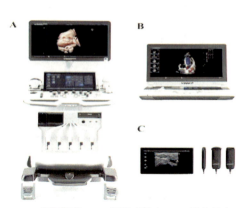

A：常规超声；B：手提式超声；C：掌上超声

图 5-7　不同形态的超声仪器

（二）掌上超声的发展历程

20世纪80年代，美国率先展开用于战场救护的手提超声仪器的研制。1994年，美国ATL公司压缩电路板，在保持原有功能的基础上，缩减超声仪设备体量。至1996年，ATL公司成功打造了军用手持彩超仪。1999年，全球首台手提彩超上市，并首次应用于手术麻醉中，标志着掌上超声技术开始得到广泛应用（见图5-8）。

到了 21 世纪，微电子芯片技术的发展推动了超声设备向微小化的进一步发展，多家企业相继推出了体型更小的掌上超声设备。到了 2007 年，德国西门子公司推出全球首款袖珍型超声诊断设备——掌上超声 ACUSON P10，其重量约 725g，标志着掌上超声的出现，但该设备只有简单的二维超声检查功能（见图 5-9）。

飞利浦公司针对床旁、急诊超声需求研发出飞利浦 Opti-go，总重量为 3kg，结构紧凑、便于携带，能够快速获取二维超声图像并用彩色多普勒血流成像（color doppler flow imaging，CDFI）评估血流情况，但缺乏连续多普勒和脉冲多普勒功能，无法评估肺动脉压等定量指标（见图 5-10）。

2008 年，美国 GE 公司推出 VScan 1.0，重量仅为 390g，该设备首次将灰度超声及彩色多普勒超声这两种换能器集成到一个探头上，被美国《时代周刊》评为 "2009 年 50 项最佳发明"。VScan 1.0 的出现，标志着掌上超声逐渐成熟（见图 5-11）。

我国于 21 世纪初开始了掌上超声的研制工作。2001 年，深圳市威尔德公司率先研制掌上超声，并于 2002 年在全国医疗器械（秋季）博览会上推出国内首款掌上超声产品 WED-2000AV，该产品约为书本大小，重量约为 800g，可连续工作 3 小时以上（见图 5-12）。

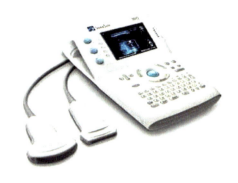

图 5-8 全球首台手提彩超 SonoSite 180

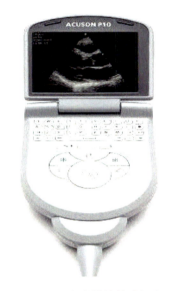

图 5-9 全球首款袖珍超声
设备——ACUSON P10

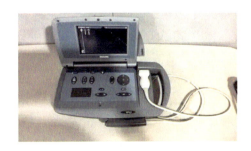

图 5-10 飞利浦 Opti-go

2016年，优速科技研发了国内首款智能掌上超声设备——掌声·mSonics MU1，成功将超声功能整合在智能设备上（见图5-13）。

2017年，在智能超声设备基础上，广州索诺星公司推出国内首款无线探头掌上超声（见图5-14）。

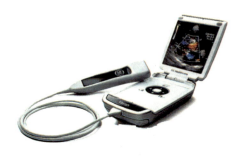

图5-11　GE VScan 1.0

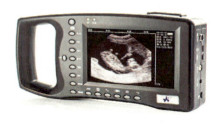

图5-12　国内首款掌上超声仪WED-2000AV

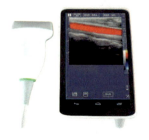

图5-13　国内首款智能掌上超声——掌声·mSonics MU1

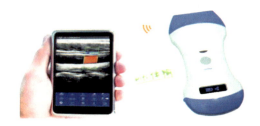

图5-14　国内首款无线探头掌上超声

（三）掌上超声的应用场景

掌上超声也被称作"视诊器"，在临床科室、病房、床旁、门诊都具有较高的应用价值。在临床工作中，掌上超声作为一种便携诊断技术，有助于及时尽早地对患者进行检查与诊断，在临床疾病评估与决策中发挥重要作用。同时在提高临床医师的诊断准确度上也发挥了不可忽略的作用。一项掌上超声辅助住院医师诊疗的研究中发现，超过三分之一的患者可在掌上超声使用中受益，包括对诊断结果的纠正、验证以及辅助证明诊断结果的可靠性表明其已成为临床医师的重要辅助手段。一项涉及112名老年患者的研究显示，通常情况下掌上超声对早期临床诊断有益，准确的诊断结果可辅助改善临床决策。另外，减少患者待检时间可让患者直接获益，相关研究人员在一项评估掌上超声指导急性呼吸或循环衰竭患者早期诊断和干预的研究中发现，使用掌上超声进行第一时间检查，减少了患者的首次治疗／干预的时间，有助于降低死亡率[①]。

此外，在需要隔离、避免接触的病房环境中，如传染病病房、隔离病房，可运用掌上超声为患者进行检查，相较于传统超声仪器的体积大、移动性欠佳的不足，掌上超声具有装备轻便、可随身携带、消毒保护简单的显著优势，可有效减少医患之间的接触，降低感染风险，并缩短临床诊断时间，成为应急工作中的重要检查工具。

在基层医院中，掌上超声是疾病早期诊断的重要辅助手段，能有效避免盲目转诊、病情延误及长时间住院等现象。并且掌上超声检查能够提高初级医师管理决策的准确度，减少患者不必要的转诊就医。在远程专家的指导下，家庭医生使用掌上超声，对显著的异常超声图像具有良好的检出率，在患者诊疗过程中发挥了重要作用。

掌上超声具有的小而便捷的特点，让医生携带掌上超声到患者家中进行检查、诊断成为可能。家庭医生可在一定程度的专业培训后进行简单的腹部超声检查，患者也可在专业医生的指导下进行疾病的自我筛查。例如，有医生在门诊期间，为小儿心脏移植患者的父母进行掌上超声培训，其检查结果与临床超声结果相比几乎没有差异，并且在左心室收缩功能定性评估的结果是稳定可信的[②]。

（四）掌上超声的推广前景

掌上超声作为一种便携、高效的医疗设备，能够显著提升基层医疗服务的诊断水平。为了进一步了解掌上超声在基层医疗中的推广前景，主编团队对掌上超声在基层医生人群中的使用现状及使用意愿进行了调查，分析了基层医生对掌上超声的知晓率、使用率及使用意愿等影响因素，为促进掌上超声的推广应用提供参考依据。编者团队在长沙市雨花区紧密型城市医疗集团内 14 家基层医疗机构开展了相关问卷调查，共调查了 150 名基层医生。调查结果显示，该集团基层医生对掌上超声的使用意愿维度平均得分为（4.31 ± 0.70）分，分值较高，表明该集团基层医生对掌上超声的使用意愿强烈。该集团基层医生对掌上超声的知晓率约为 36.0%，使用率为 7.3%，在 11 名使用者中，几乎每天都使用掌上超声的医生占比约为 20.0%。该研究显示，许多医生都对掌上超声有所耳闻，但其使用率较低，对其具体功能、优势以及应用场景的了解程度存在差异；该集团基层医生期望使用掌上超声的意愿较高。通过加强宣传推广、

---

① Zieleskiewicz L，Lopez A，Hraiech S，et al.，Bedside POCUS during ward emergencies is associated with improved diagnosis and outcome： an observational，prospective，controlled study［J］. Critical Care，2021，25（1）：34.

② Dykes J C，Kipps A K，Chen A，et al.，Parental acquisition of echocardiographic images in pediatric heart transplant patients using a handheld device： a pilot telehealth study［J］. J Am Soc Echocardiogr，2019，32（3）：404-411.

提供政策支持、完善培训体系以及加强质量控制等措施，有望推动掌上超声在基层医疗中的普及和应用。

第四节

远程医疗与医学影像

一、远程医疗概述

（一）远程医疗的定义

远程医疗，其英文为"telemedicine"或"telehealth"，前者是指在远程通信技术辅助下进行的"临床医疗服务"，后者则不仅包括治疗活动，还涵盖了疾病的预防和健康的生活方式。我国将远程医疗定义为：医疗机构运用通信技术、计算机技术等为本机构外的患者提供的诊疗服务，具体包括远程诊断、远程监护、远程会诊、远程病例讨论等[①]。最初，远程医疗技术主要为电视监护和电话远程诊断，随着互联网技术的迅猛发展，远程医疗技术已可利用高速网络进行数字、图像、语音的综合传输，并且实现了实时的语音和图像的在线交流，在远程医学信息管理、远程医疗、远程教学等方面日臻成熟。远程医疗系统的核心主要分为以下三个方面：一是具有丰富的医疗资源和诊疗经验的医疗机构；二是当地医疗资源相对匮乏，不能满足患者的常规诊疗或缺乏一定等级的医疗设备的医疗机构，或者是家庭和个人患者；三是连接前两个方面的通信网络和诊断、治疗设备。

远程医疗与互联网医疗同属数字医疗范畴，二者的核心区别在于服务对象与应用场景的不同。远程医疗主要聚焦"机构对机构"的服务模式，强调医疗机构之间的专业协作，特别是在疑难杂症会诊、教育资源共享及医疗技术支持等方面；而互联网医

[①] 本刊编辑部.全科医生小词典——互联网医疗［J］.中国全科医学，2017，20（34）：4309.

疗则侧重于机构对患者的服务，利用互联网平台直接为患者提供便捷的在线咨询、诊断及健康管理等服务。但二者并非毫无关联，例如，中日友好医院作为国家远程医疗与互联网医学中心，将互联网医疗和远程医疗有机融合在一起，患者如果发现重大病情变化或原诊断错误，可在当地通过远程医疗进行专家会诊，或通过互联网医院平台转诊到大医院。这种结合了远程医疗与互联网医疗的协同网络，不仅有效拓展了医疗服务的边界，提高了医疗服务的效率与质量，还进一步优化了医疗资源配置，让偏远或医疗资源相对匮乏的地区也能通过远程医疗享受到优质的医疗服务。更重要的是，这不仅体现了以患者为中心的医疗服务理念，为构建以患者为中心的连续性医疗服务体系奠定了坚实的基础，而且体现了数字医疗在推动医疗公平与可及性方面的重要作用。

（二）远程医疗建设现状

1. 国内建设现状

我国远程医疗通常是以三甲医院为核心建立远程医疗协作平台，并在远程医疗服务中作为输出方，为基层医院提供各类线上诊断或远程会诊服务（见图5-15）。在国家卫健委卫生发展研究中心开展的2021—2022年远程医疗协作网绩效考核工作中，对28个省（区、市）的423条远程医疗协作网数据进行了调查分析，结果发现高水平牵头医院占比逐渐上升，其中省级医院约占四成，三级甲等医院数量约占八成，并且国家区域医疗中心输出医院占比最高；联结不同级别医疗机构数和机构覆盖率及远程医疗服务专家的参与积极性均有所上升[①]。

远程医疗在完善医疗体系的建设中具有重要价值。上级医院开通远程医疗为基层医院提供线上技术指导，加强医疗数据共建共享，可促进院间的双向转诊合作，优化医疗资源配置。此外，我国部分地区大力推进远程医疗的发展，并给予了政策支持，如贵州等省份允许医生晋升职称前必要的基层服务任务可采用远程医疗的形式完成，这种政策既可减少医生长期在基层投入对医院及个人带来的压力，又可以落实对基层医院的远程医疗技术指导，实现双赢。国外有研究证明，对远程医疗的补偿与服务质量呈正相关关系，补偿不足会导致医生提供的服务质量有所下降，进而降低运营效益。因此，对上级医院远程医疗服务的补偿有利于远程医疗服务的顺利开展与落地。

---

① 蒋帅，吴迪，付航，等. 我国远程医疗协作网建设成效与发展对策研究［J］. 中国医院管理，2023，43（11）：30-32+43.

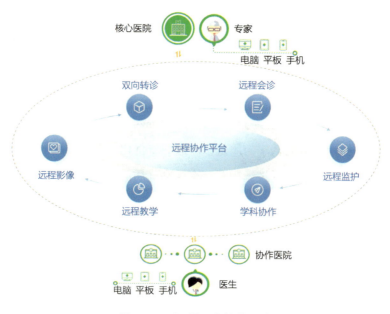

图 5-15　远程医疗协作平台

2. 国外建设现状

调查显示，2020 年美国将远程医疗服务纳入国家卫生计划，互联医疗政策中心的远程服务收费编码扩展至 96 个；各州积极扩展相应服务内容和范围，其中九成以上的医疗机构于 2020 年初制订远程医疗计划，较 2019 年增长 23%，供应商增长 11%。根据美国医学会 2021 年远程医疗调查报告，约有 85% 的医生使用远程医疗产品为患者提供医疗保健服务。澳大利亚在 2020 年 3 月至 2021 年 5 月期间，共实施临时远程医疗项目 300 余个，为 1370 万患者提供了超过 5750 万次的远程医疗服务。加拿大将大部分非紧急护理转向虚拟或远程医疗的发展，并且为实现全民医疗资源共享，使人们获得及时医疗服务及健康公平这一目标，计划在未来五年内不断加快这一转型。

（三）我国远程医疗发展的驱动因素

1. 医疗需求推动发展模式的变更

我国具有辽阔的土地面积及庞大的人口数量，且各地经济水平、人口数量存在较大差异，因此医疗资源分布不均衡。在此背景下，我国远程医疗的发展历程可大致划分为三个阶段（表 5-1）。在早期，远程医疗主要是在不同的医疗机构间开展。随着信息技术的迅猛发展及民众健康需求的不断提升，其服务对象逐渐由从机构间的医疗合作，发展到面向医疗机构以及面向患者。相较于传统医疗服务模式，远程医疗更有利于医疗资源分配优化，提高医疗诊断水平，惠及广大民众。随着远程医疗服务的发展水平不断提升，远程医疗服务对象的规模也不断扩大[1]。

表 5-1　我国远程医疗发展阶段

发展阶段	标志性事例
起步阶段	1986 年，广州远洋航运公司对船员进行电报跨海会诊； 1988 年，解放军总医院与德国医院通过卫星技术进行神经外科病例讨论
快速发展阶段	1994 年，上海医科大学华山医院与上海交通大学利用电话进行会诊； 1997 年 8 月，解放军总医院成立"远程医疗中心"； 20 世纪 90 年代后，医院逐渐拓展深化远程医疗相关内容，如远程会诊与远程医学教育
平稳推进阶段	2003 年，中国海军总医院成功完成国内首次利用远程遥控机器人进行的脑外科手术； 21 世纪，信息技术发展推动远程医疗普及化，公众尝试通过该模式进行寻医问药咨询

2. 健康产业发展拓宽网上医疗范畴

最初，远程医疗主要服务对象为少数科学研究病例或宇航员等特殊场景下的人群。如今，依托大健康环境和互联网技术的飞速发展，远程医疗产业正在蓬勃崛起。2018 年，国务院办公厅印发的《关于促进"互联网＋医疗健康"发展的意见》中，指出要完善"互联网＋医疗健康"支撑体系。该体系组成包括三部分：硬件设备、远程平台、信息技术。改革开放以来，我国在医疗卫生健康领域改革中成果显著，网络信息等技术的发展及人民对健康生活水平的需求不断提升拓宽了远程医疗的服务范畴，也进一步推动远程医疗服务向纵深发展。

3. 利好政策及社会关注度持续提高

迄今为止，我国的远程医疗已经历了近 30 年的改革与发展。1999 年，原卫生部印发《关于加强远程医疗会诊管理的通知》，这是我国首次在正式文件中提及"远程医疗"一词。随后，远程医疗服务相关正式文件的出台频次呈递增趋势，发展意见和措施越发明确具体，即重点打造面向更多群体的远程医疗服务信息平台。近年来，医疗服务数字化进程持续加快，国家连续出台的利好政策与社会关注度的持续提高对新一代远程医疗平台的构建产生了明显推动作用[2]（表 5-2）。

---

① 姜艺佼，王锐，张喆，等. 基于"互联网＋医疗健康"的我国远程医疗发展驱动及现状分析 [J]. 中国市场，2023（09）：15-17+34.

② 刘洪雷，张世红，门一帆，等. 关于远程医疗国内外政策分析与启示 [J]. 中国医院，2018，22（06）：39-42.

表 5-2 我国发布的有关远程医疗发展的部分政策

时间	政策文件	相关内容
1999 年	《关于加强远程医疗会诊管理的通知》	对远程医疗的性质、开展资质等相关内容进行阐述
2009 年	《关于深化医药卫生体制改革的意见》	积极发展面向农村及边远地区的远程医疗
2012 年	《"十二五"国家战略性新兴产业发展规划》	实施信息惠民重大应用示范工程，推动医疗信息服务平台建设
2013 年	《关于加快推进人口健康信息化建设的指导意见》	发动数字医疗系统，远程医疗系统如家庭监测、社区护理、个人健康、维护相关产品等
2014 年	《关于推进医疗机构远程医疗服务的意见》	优化医疗资源配置，实现医疗资源下沉
2017 年	《关于推进医疗联合体建设和发展的指导意见》	全面启动多种形式的医疗联合体建设试点，推动构建分级诊疗制度
2018 年	《关于促进"互联网＋医疗健康"发展的意见》	定义互联网医院两种经营模式：以医疗机构为提供主体；允许互联网企业依托医疗机构发展互联网医院，开展远程医疗
2018 年	《远程医疗服务管理规范（试行）》	对远程医疗服务的基本条件、服务流程等相关内容进行更明确的规定
2020 年	《关于深入推进"互联网＋医疗健康""五个一"服务行动的通知》	逐步扩大医保对常见病、慢性病"互联网＋"医疗服务支付的范围，推动区域信息共享互认
2022 年	《深化医药卫生体制改革 2022 年重点工作任务》	要推进远程医疗服务覆盖全国 95% 的区县，并逐步向基层延伸
2023 年	《关于进一步深化改革促进乡村医疗卫生体系健康发展的意见》	大力推进"互联网＋医疗健康"，构建乡村远程医疗服务体系，推广远程会诊、预约转诊、互联网复诊、远程检查，加快推动人工智能辅助诊断在乡村医疗卫生机构的配置应用
2024 年	《深化医药卫生体制改革 2024 年重点工作任务》	探索建立医疗、医保、医药统一高效的政策协同、信息联通和监管联动机制

二、远程医疗与医学影像的整合模式

（一）远程医学影像会诊

远程影像诊断是远程医疗与医学影像整合的重要模式之一。这种模式主要利用互联网和远程 PACS 技术（见图 5-16），实现医疗机构间医学影像资料的远程获取、传输、分析和诊断。

实现医疗机构间远程影像会诊和诊断，是一项体系性工作，涉及平台建设、操作规范制订、人员培训及质量控制等关键环节。具体包括以下内容。

1. 构建远程医学影像会诊平台

基础设施建设是实现远程医学影像会诊的基础。对于开展远程医学影像会诊的医疗机构，首先要搭建一个具备稳定性、高效性与安全性的平台，该平台能够支持高清影像传输，且拥有强大的数据存储与管理功能，以确保影像资料传递过程中的完整性与安全性。其次，将合作的各医疗机构接入此平台，实现网络的互联互通，同时保证不同机构的信息系统平台能够良好兼容，进而实现医学影像信息的快捷传输与共享。

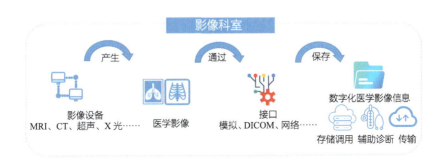

图 5-16　PACS 的功能

2. 制订远程医学影像会诊操作规范

机构间明确远程医学影像会诊流程十分重要，一般流程应涵盖申请、审核、医学影像传输、诊断以及反馈等环节，以保障每个环节都能顺利进行。此外，需细致划分责任，明确参与会诊的医疗机构与医生各自的资质和职责，确保会诊过程有序开展。同时，需制订严格的数据传输与隐私保护政策，采用加密技术等方式，维护患者信息安全与隐私权。

3. 医生与技术人员培训

对于开展远程医学影像会诊的医疗机构，提升参与远程医学影像会诊医生的影像解读与诊断能力至关重要。可通过系统培训，使医生能够精准识别医学影像特征并作出专业判断。同时，对技术人员进行远程医学影像平台操作与维护方面的培训，让其熟练掌握平台使用技巧，能够有效处理各类技术问题，保障平台稳定运行。

4. 建立质量控制与评价机制

为确保远程医学影像会诊的质量，医院有关医务人员或职能部门需定期对诊断结果的准确性与可靠性进行评估，通过审核机制来发现并纠正潜在错误。除了必要的审核机制外，还应构建科学合理的质量评价体系，从多方面对医生与技术人员的工作表现进行量化考核，例如诊断的准确率、响应时间、操作规范程度等方面，以考核结果为依据推动他们持续改进工作。

（二）远程医学影像培训

远程医学影像培训是远程医疗是医学影像整合的另一种形式，主要借助互联网技术为基层医疗机构提供与医学影像相关的培训、指导以及技术支持。例如，在紧密型医联体中，由三级医院的专家团队依据基层医疗机构的实际需求与现实状况，制订个性化的培训计划与课程，通过诸如远程视频会议、在线直播以及在线教程等多样化的方式，将医学影像相关的知识与技能传授给基层医疗机构的医生。

例如，武汉市江夏区中医院对区域内多家基层医院针对临床就诊过程中出现的疑难疾病实施远程会诊，由基层医院将患者的影像学检查结果远程传递至该院。为保障会诊的顺畅进行，该院预先向基层医院分享放射科医师的排班表及联系方式，确保及时沟通；当患者在基层医院就诊后，由当地放射科进行登记、拍摄影像并撰写初步诊断报告，随后通过远程会诊系统上传；根据排班情况安排相应的放射科医师接收会诊请求，在网络平台上即可随时查看原始 CT 影像数据信息并进行深入分析，其间还可借助相关前沿医学影像处理技术进行影像三维后处理、多平面重建等，同时参考基层医院的初步报告进行修正。会诊过程中，双方医师可通过远程视频通话进行实时交流，中医院医师指导基层医生识别具体病变，分享病变特征，确保诊断准确无误。诊断完毕，中医院医师需在系统中提交会诊建议，基层医院则依据此建议出具最终诊断报告。系统设计使最终报告由中医院影像中心与基层医院共同完成，确保诊断结果的权威性和准确性。

远程会诊系统的实施，一方面促进了上级医院与基层医院的医疗数据共享，优化了医疗资源分配，缓解了大型医院与基层或偏远地区医疗资源差距过大的问题，改善了基层医院的卫生服务质量。另一方面，上级医院以远程会诊的方式第一时间掌握基层危重症或疑难杂症患者疾病信息，做好提前准备，可为患者争取到更多的救治时间。此外，在远程会诊实施过程中，基层医院医生可随时提问请教，学习更多临床专业知识，有助于提升医生的个人医疗技术水平、综合素质以及基层医院整体的医疗水平。

三、远程医疗与医学影像的整合应用——以云影像平台为例

远程医疗与医学影像的整合，不仅打破了地域限制，使得优质医疗资源能被更充分地利用，还通过高效、便捷的医学影像资料传输和诊断分析，显著提升了医疗服务的效率和质量。云影像是远程医疗与医学影像整合的一种前沿载体形式，通过云计算平台，可实现医疗影像数据的高效存储、传输和共享，推进远程医疗影像的应用与发展。

（一）云影像基本概述

云影像主要是通过互联网、大数据、云计算等技术，从影像数据的获取、传输、存储、应用四个环节优化影像数据的管理与应用。有人将云影像狭义地理解为"云胶片"，即将患者的医学影像检查信息储存于云端，包括影像检查报告、全量的DICOM原始影像，病人可登录移动端随时随地线上调阅、检索影像检查结果。但广义上，云影像的组成包括云阅片、云报告系统、云胶片、区域影像 / 院内 PACS 以及云病案。云影像的未来发展趋势，包括将从仅存储影像数据扩展至更多有关医疗数据，涵盖影像、病理、心电图等；从院内的云影像平台拓展为远程医疗平台；建立远程医疗平台影像数据库、会诊中心—分诊中心—基层医院三级诊疗体系以及云端个人健康档案，实现区域、全省乃至跨省健康档案资料的互联、互通、互认。

1. 概念区分

远程影像：通过上级医院起到牵头带领作用，建立与基层医院的远程医疗服务，建立分级诊疗模式，实现上级医院与基层医院点对点的跨医院、跨区域的远程诊断、远程门诊、远程会诊、远程病例讨论等。

云影像：存储于云端的患者医学影像检查信息，每个患者都具有专属的个人空间，保存时间长，随时随地可以线上调阅、检索影像检查信息。

影像云：通过将医院内的 PACS 安置到云平台上，面向各医疗机构提供网络化、远程化、全方位的 PACS 服务，包括医疗影像数据存储与传播服务，便于医生从移动端或桌面端随时随地开展医学影像调阅、诊断、示教培训等工作。

智能影像：将人工智能技术及软件应用到医学影像诊断的各个环节，包括智能识别、智能分析、基于电子病历的辅助诊断等。

2. 云影像的构成

云影像主要由云阅片、云报告系统、云胶片、区域影像 / 院内 PACS、云病案、云影像兼容人工智能软件包（如 Empower AI- 医学影像开发包）、临床 / 科研影像工具包等构成。其中云阅片、云报告系统可将智能化的医学影像报告无缝同步至云端，实现移动阅片。完成检查后由医院将医学影像报告上传至云端，患者手机可以直接查看报告，还可以分享给其他医生进行咨询会诊。云病案支持存储、结构化管理病历数据，存储及调阅图片、文档及医学影像，在医学影像诊断中的应用不单单是简单的图文转化，还需要综合病人的临床病历信息作出判断。而云影像兼容人工智能软件包，能够为医师提供医学影像标注、管理、调阅、报告、电子胶片及云影像等技术和渠道，加速医学影像人工智能产品的成熟与转化。

3. 云影像的优势

医学影像数据约占医学信息数据的 90%，虽然有庞大的医学影像数据资源，但数据分散仍造成了医学影像"信息孤岛"的现象，医学影像的庞大信息并未得到充分利用。云影像平台作为院内及院外医学影像数据联系的中转站，有助于实现医疗信息的云存储、云调阅、云管理、云共享，以及对患者的云诊断。

云影像平台中的云胶片对比传统胶片是颠覆性的技术革新，其解决了传统胶片存在的弊端。云胶片的主要优势是稳定存储、长期有效、信息全面、便于共享、绿色环保。云胶片采用云 SaaS 模式，属于轻量级技术，一两周时间就可对接医院 PACS 系统，可以将患者影像资料、就诊报告存储于云端，医患双方均可通过移动端或桌面端读取影像资料及报告。一方面，患者所有的影像数据存储于云端，可避免患者胶片丢失，实现影像数据稳定存储；患者在转诊或咨询其他医生时，不需要重复拍片，手机登录云端账号即可调阅影像数据，实现诊疗轻便化。另一方面，云影像数据存储服务具有长期化、无胶片化的特点，避免实体胶片带来的环境污染问题；同时"云胶片"的使用也进一步减少了医院耗材支出，能在一定程度上缓解患者就医的经济压力。

（二）云影像发展背景

1. 医学影像信息化过程中的关键问题

近年来，医学影像技术取得了令人瞩目的革新与进展。新技术、新设备层出不穷，在传统影像技术的基础上实现了性能优化、技术创新与技术融合。如多层螺旋 CT、超高场强 MRI、分子影像、功能影像、多模态融合成像等技术的应用显著提升了医生的诊断水平。然而新技术也带来了新问题：前沿的高端影像设备往往价格昂贵，为患者带来更大的经济压力。另外，患者可带走的影像胶片只是影像设备扫描中筛选出来的极少部分，医生无法再对原始影像数据进行后期处理及分析。在进行转院治疗时，其他医院的医生往往会因此要求病人重新检查，以便能获取完整全面的影像数据用于诊断，这无疑会进一步加重患者的医疗负担。还有一点需要注意，患者检查所产生的影像学数据资料理应长期保存，但大部分医院尚无完善的远程容灾和备份的管理措施，一旦发生重大灾害，如火灾等，则可能导致资料的损毁或丢失，造成不可弥补的损失。

同时，基层医疗机构面临不同程度的医疗资源（资金、设备、技术和人才等）匮乏问题，患者对基层医疗机构的诊疗效果存疑，因此无论大小疾病，都倾向于前往大医院就诊，造成了大医院"人满为患"，基层医院"门可罗雀"的现象。同时由于影像医师需要经过较长时间临床知识积累、系统且专业的培训方可进行医学影像诊断工作，医学影像诊断有医师经验依赖性，但这与基层地区影像医师资源缺乏形成了矛盾。另外，从医疗教学角度而言，医学影像本科人才的培育需要理论和实践相结合，对于医学影像资源匮乏的基层或偏远地区，传统的教学手段和设备都难以满足实际教学需求。

随着计算机与互联网技术的飞速发展，在网络技术的支持下实现区域内的医疗资源共建共享与医疗过程的协同，是平衡医疗资源的重要手段。远程影像协作诊断是区域医疗协作中最具临床价值的应用之一。构建医学影像云平台，开展医学影像远程会诊、影像转诊、虚拟影像专科教学、远程教学、远程灾备、影像代存、典型病例查询、图像内容检索等服务，实现区域内的医疗资源如高端医疗设备的充分共享及资深专家的高效协作，对于平衡上级医院与基层医院医疗资源、提高基层医院诊疗水平、提高基层医学影像设备的使用率、实现上级医院与基层医院医疗质量同质化、降低医疗费用等方面都具有重要意义。

云影像平台旨在打造集影像数据采集管理、便携影像数据可视化查阅、影像数据共享于一体的整合型系统，可实现放射、超声、内镜、病理、心电等影像诊断结果的数字化显示、存储、传输及处理功能。患者在医院完成 X 射线、CT、MRI 检查后，将原始生成的无损 DICOM 格式影像数据存储在云服务器上，无须等待胶片打印，待检查影像及报告上传完毕后，扫描报告单上的二维码或关注公众号，检查的原始影像数据和报告便可在手机、平板电脑等终端被查看、下载、分享。此外，云影像可以打破时空限制，方便医生随时随地进入云影像工作站调阅影像图片、书写诊断报告，有助于提高工作效率[①]。

2021 年 7 月发布的《国家卫生健康委办公厅关于加快推进检查结果互认工作的通知》指出，各地要按照全民健康信息平台建设功能指引要求，加强区域平台建设，推进检查资料共享，实现区域内医疗机构间检查资料的互联互通互认。推进云影像平台建设及区域医疗信息化建设，实现检查资料互认共享，与国家相关政策高度契合。

2. 云影像平台的应用价值

（1）有助于优势医疗资源下沉

一方面，针对基层医院医学影像人员缺乏、人员技术水平普遍较低等问题，通过

---

① 吴辉群，翁霞，王磊，等.医学影像大数据的存储与挖掘技术研究［J］.中国数字医学，2016，11（02）：2-6.

云影像平台，高水平影像技术资源可以下沉至基层，为基层医院提供高质量的阅片诊断服务；另一方面，通过云影像的双向反馈功能，上级医院可对基层医院进行技术指导，促进区域影像同质化及医疗水平提升。

例如，昆明医科大学第一附属医院为提高基层医院磁共振扫描图像质量，避免因扫描质量欠佳影响云影像会诊结果，从 2018 年 8 月开始启动"彩云磁影"项目，为云南省基层医院制订了规范的扫描技术方案，为实现整体高质量的医疗服务打下坚实基础。在该区域范围内实现医学影像信息互通、分工协作和上下级联动，有效落实"基层首诊、双向转诊、急慢分治、上下联动"的分级诊疗制度政策 [1][2]，为患者提供了协调一致的高质量诊疗服务。

（2）协同推进检查结果互认

将普通放射检查项目，使用甲、乙类大型医用设备的检查项目及部分超声检查项目纳入医学影像资料相互认可的检查项目，将推进医疗机构检查检验结果互认工作与医院信息化建设紧密结合。可通过建设区域级医学影像信息平台，推动检查检验结果互认。

（3）满足患者便捷就医的需求

从目前我国的医疗资源分配情况上来看，存在普遍资源配置不足与过剩并存的现象。从全区域资源的合理配置和使用角度出发，在区域层面进行资源重整与分配，可直接惠及患者。通过云影像平台，患者可以实现就近在基层医院检查，并由上级医院提供优质的医疗诊断服务。此外，患者在不同医院检查的影像数据可以实现共享，医生可根据其他医院检查结果，进行综合判断与分析。一方面减少重复检查，避免了医疗资源浪费；另一方面也减少了医疗检查的费用与时间，有效避免延误诊治。

（三）云影像应用普及情况

自 2015 年以来，国家卫健委、国务院办公厅等先后发布《关于印发进一步改善医疗服务行动计划的通知》《关于深入开展"互联网＋医疗健康"便民惠民活动的通知》等文件，要求各级医疗机构加快发展"互联网＋医疗健康"，实现医学影像数据信息共享、检查结果互认。各省市各级医疗机构积极响应，以云影像平台建设为切入点推动医学影像信息化建设，例如，安徽省卫生健康委员会主导的国家级医改惠民工程

---

① 张振光，何媛婷，李玉丹，等 . 云影像会诊平台应用实践 [J] . 中国继续医学教育，2020，12（19）：94-96.
② 李立，陈坤福 . 区域 PACS 建设解决方案分析 [J] . 中国医疗设备，2017，32（05）：156-159.

"安徽省医疗影像云建设",是全国首个省级影像中心项目；在开展检查结果互认工作中，上海市各级医疗机构先行先试、创新创优，上海市东方医院作为典型代表，通过打造数字云影像平台，开展数字影像服务、远程会诊、远程诊断等新型影像模式，在区域内、跨省域医疗机构间检查结果互认取得巨大成效；湖南省内如常德市第一人民医院、石门县人民医院等率先开展云影像平台的建设。截至 2024 年 8 月，国家卫健委数据显示全国已有 12 个省份建成了省级影像云平台，22 个省份建立了检查检验结果信息互通共享机制，紧密型县域医共体影像共享中心已覆盖 50% 以上的乡镇卫生院，远程医疗服务已成功覆盖超过七成的乡镇卫生院。以下是部分省份的建设案例：

1. 湖南省云影像平台建设案例

（1）石门县人民医院：自 2020 年 12 月 1 日起，该院全面推行联影智慧医疗云"云影像"系统，取消传统塑料胶片打印服务。患者检查后在领取的报告单上找到二维码并扫描，即可浏览或者分享检查医学影像报告及医学影像图像。

（2）常德市第一人民医院：依托湖南省联通云计算、云存储及专用云网络资源，提供云端医学影像数据归档、存储、影像调阅、后处理、远程阅片和云胶片服务，连接县医院、三甲医院、省医院。2019 年 6 月，常德市第一人民医院上线"云胶片"功能，使用电子胶片取代传统的影像学检查胶片。患者的检查报告出具后，医院会同步上传至云端。

2. 浙江省云影像平台建设案例

2018 年，温州市医学影像云平台由市卫健委主建、中国电信温州分公司承建并运营，接入全市影像云平台的医院数量为 39 家，卫生院 15 家，实现全市二级以上医院和医疗机构医学影像数据互联互通，资源共享，并具有影像资料可云端查阅、下载、保存及异地打印的特点；提供二维码浏览、短信连接等入口方式，患者可以不限次数地浏览数字医学影像，通过授权分享及下载数字医学影像；云平台可以储存患者所有影像序列，并支持图像处理；医学影像数据下载后可长时间保存，门诊病人的可保存 15 年，而住院病人的可保存长达 30 年。病人进行影像学检查后，缴纳数字影像服务费后医院自动将图像传输至影像云平台，医学影像资料保存在云端，通过授权或验证的方法获取共享医学影像信息，并且支持在线下载后查阅。该区域范围内的医生均可在授权条件下进行医学影像资料的调阅。

3. 广东省云影像平台建设案例

北京大学深圳医院是广东省首家上线云影像和云胶片的医院（2017 年），实现随时随地掌上查询医学影像资料。患者完成影像检查、经影像医生诊断后，检查报告及影像电子胶片将被转化为全国通用的标准化格式（DICOM）传输至云端，传输后系统会向患者的手机发送提示短信，患者只需扫描取片单上的二维码，即可查看检查结果及影像图像；或关注医院微信公众号，绑定个人信息后，通过"掌上医院—检验检查"选项即可查询。

4. 安徽省云影像平台建设案例

安徽省确立了"政府主导，企业和专家参与，市场化运营"的四位一体云影像建设模式，建立了全国首个省级医学影像中心，实现了医学影像数据的互联互通以及影像报告互认。2017年，安徽省医学影像专业医联体成立，专门负责远程影像业务管理；同时为保证医学影像诊断质量，还成立了影像诊断医疗质量控制中心。

（四）云影像服务收费问题

"云胶片"是云影像中普及度最高、推广最为成熟的模式之一，但云胶片的医疗服务收费问题是制约其发展的重要因素。根据中国医用胶片行业的多份市场研究报告的数据，2023年我国医用胶片需求量约为7.84亿张，同比上升8.59%；市场规模约为66.76亿元，同比增长1.72%。根据2019年发布的《国家医疗保障局关于完善"互联网＋"医疗服务价格和医保支付政策的指导意见》，医学影像云服务被明确界定为不属于医疗服务价格项目范畴。在庞大的传统胶片市场规模下，如何妥善解决云胶片的服务收费问题？各地出台了不同的应对政策。

2021年7月，广西壮族自治区医疗保障局发布的《自治区医保局办公室关于医学影像云服务收费相关问题的复函》指出，胶片作为医学影像、核医学服务项目的除外内容时，公立医疗机构未提供实体胶片的，不得以提供"云胶片"等方式套取费用。

2018年11月，为顺应"互联网＋医疗"的健康发展需求，安徽省相关部门对全省医学影像服务价格进行了全面优化调整，将影像诊断费用从检查费用中单列出来，同时增设远程影像诊断类项目，明确其费用来源问题。2019年4月出台的《安徽省远程影像诊断类项目费用结算指导意见》中，明确了远程影像诊断类项目费用的结算原则，制订了相应的费用分配方案，解决了远程医疗诊断过程中的利益分配问题，并通过建立监管账户解决了诊断资金的安全问题。2021年9月，安徽省医疗保障局发布的《关于数字影像服务管理及试行价格的通知》明确指出：连通率达不到50%的省属医院，不得收取数字影像服务费；连通率在50%（含）~80%（含）之间的省属医院，数字影像服务项目按不超过13元/次试行价格收取；连通率达到80%以上的省属医院，数字影像服务项目按不超过20元/次的试行价格收取。

如今，安徽、浙江、山西、辽宁等省份，纷纷对不同影像检查方式的数字影像服务费予以核定（表5-3），有力地推动了云影像的发展。

表 5-3 部分省份收取数字影像服务费用一览

省份	项目名称	省最高限价
山西省	X 线摄影	20 元 / 人次
	X 线造影	使用数字化 X 线加收 45 元
	核磁共振扫描（MRI）	20 元 / 人次
	X 线计算机体层（CT）扫描	20 元 / 人次
浙江省	X 线摄影	10 元 / 体位
	磁共振扫描（永磁型）	350 元 / 人次
	（CT）平扫（一个部位）	80 元 / 人次

（五）云影像助力医联体建设

医疗联合体（简称"医联体"）是指一定地域内不同类型、不同级别的公立医疗机构在实现数据资源共享上的深度结合；形式上以上级或其他高级别医院为主导，联合基层及其他医疗资源相对匮乏的医疗机构，通过多种资源整合方式组成的利益共同体。但随着对医联体建设探索的深入，诸如转诊标准不够明确、缺乏转诊激励机制、信息不对称、程序烦琐等问题不断出现。国家高度重视，于 2020 年制定下发了《医疗联合体管理办法（试行）》，对城市医疗集团和县域医共体建设进行了规范，提出了更为具体的建设要求。包括通过建立医联体，在区域范围内实现医疗资源的共建共享、信息互通、高质量服务同质化，实现医疗资源最大化利用、医疗水平协调发展、居民就诊合理分流的目标。

"十四五"期间，我国信息技术迅猛发展，"互联网＋医疗健康"建设模式也随之发生根本性转变，掀起了一场以云计算、大数据、5G 技术、物联网等技术为核心的信息化浪潮，医联体之间数字化服务联动进入"新常态"。第一，以医联体为单位，患者可在医联体内的医疗机构中任意选择，无须重复挂号等。第二，患者可享受全方位的医疗保健服务，包括体检、就医方案拟定、住院及手术安排、休养陪护乃至康复后的回访等。第三，健康咨询与健康计划：根据患者在医联体内的就医记录，医生可为患者提供可持续的健康计划。第四，医联体联盟服务中心可为患者提供预约检查、预约专家、就医咨询等服务。第五，针对各种常见病、慢性病等，由医联体内相关权威专家提出标准化的治疗方案，再由各医联体内的机构执行。第六，可视化远程医疗：建立以医联体为单位的可视化网络平台，包括可视化远程会诊；建设知识共享平台，提供自选式网络培训课程，提升医联体内各医务人员的综合素质和水平，为患者提供更优质的医疗卫生服务。

传统的医院影像数据存储方式以物理存储为主，这种模式下存在影像资料容量过载、患者等待时间长、影像胶片流通性低、跨院互认难、医生阅片途径单一等局限。2018 年 4 月，国务院办公厅发布《关于促进"互联网＋医疗健康"发展的意见》，鼓励各医疗机构利用互联网等现代新型科技技术，构建覆盖诊前、诊中、诊后的全面一体化的医疗服务模式，促进医疗健康服务在深度和广度上的进一步提升；2020 年，《关于进一步规范医疗行为促进合理医疗检查的指导意见》强调，卫生健康部门要加强区域卫生信息平台建设，通过建立医疗机构检查资料数据库或"云胶片"等形式，推进检查资料共享。

（六）云影像建设风险防范

1. 云影像尚处于行业摸索阶段

目前除浙江省等省份已发布部分规范共识外，我国在医学影像云存储介质方面尚未建立统一完备的服务技术标准、存储要求，尚处于摸索阶段。

2. 云影像缺乏相应的收费标准

《国家医疗保障局关于完善"互联网＋"医疗服务价格和医保支付政策的指导意见》中，对"明确不作为医疗服务价格项目的情形"作出了明确界定，认为医学影像云存储介质提供的只能算一种数据处理或便民服务，不属于诊疗活动的服务，不应该新增为医疗服务项目向患者收费。胶片作为医学影像、核医学服务项目的除外内容时，公立医疗机构未提供实体胶片的，不得以提供所谓"云胶片"等方式套收费用。尽管各地正在力求实现突破，但预期云影像的医疗服务收费仍然是一个长期问题。

3. 云影像目前尚不是国家认可的诊断介质

胶片是目前国家认定的有法律效应的影像诊断介质。对于云影像，截至 2024 年 8 月国家尚没有系统全面规范化的指导意见出台。国家药品监督管理局医疗器械标准管理中心发布《2020 年第一批医疗器械产品分类界定结果汇总》，公布了不作为医疗器械管理的产品140个，其中就包括云电子胶片及报告系统软件产品，软件提供的信息不作为医生诊断和治疗的依据，仅供患者自行查看。

4. 云影像仍存在一定的信息安全风险

医学影像文件需要进行脱敏处理，去除大量患者的个人信息，保证数据安全。目前我国医院的医学影像数据存储在医院服务器内，信息安全性较高。但是云影像是存储在云端的，信息数据的传输、整合、共享都需要安全的网络环境，否则将存在信息泄露风险。2021年，国家互联网应急中心发布的《2020年中国互联网网络安全报告》显示，2020年共发现我国未脱敏的医学影像数据出境约40万次，占出境总次数的7.9%。因此，在建设云平台时，须注意相关的风险防范：一是选择的第三方公司，其云主机、对象存储需通过工信部可信云认证，且服务商要有公安部等级保护三级备案证明；二是采用混合云部署，医疗业务系统部署在公有云，核心数据与病人信息部署在私有云；三是平台提供用户身份认证、数据加密、隐私保护相关功能；四是构建安全系统，使用网闸等技术构建防护屏障，提供多种数据访问控制策略，采用特殊加密与认证方式；五是推广初期传统胶片与云胶片并轨，满足患者需求，与相关部门沟通推动收费标准出台（可参考浙江模式）；六是申请省级部门指导统一报告单样式，规范影像报告与检查行为，不同地区开展互认工作要按规定进行相关工作。

未来，随着技术的不断进步和市场需求的不断变化，远程医学影像会诊和诊断技术将迎来更加广阔的发展空间。一方面，随着人工智能、大数据等技术的应用，远程医学影像的诊断准确度将得到进一步提高；另一方面，随着远程医疗政策的不断完善和医疗市场的逐步开放，远程医学影像会诊和诊断将成为医疗服务的重要组成部分，将会为患者带来更优质的医疗服务体验。

第五节

人工智能与医学影像

作为当前信息技术领域最重要的革命性技术之一，人工智能已在诸多方面对人们的工作理念、工作习惯带来巨大影响，其在医疗领域的发展与应用也越来越受到关注。在众多医疗领域中，医学影像是医疗人工智能发展最快的领域之一，截至目前，其运用已逐步实现从理论到实践的转变[①]。如今，通过深度学习、机器学习等先进算法，人工智能可以高效地对医学影像进行自动分析、识别与解读，极大地提高了诊断的准确率和效率。同时，人工智能还可以帮助医生快速筛选出关键信息，辅助制订个性化治疗方案。可以说，人工智能与整合医学影像的紧密结合，不仅推动着医学影像技术的快速发展，也为现代医学重大疾病精准诊疗带来了更加广阔的前景。

随着医学影像人工智能多学科多领域融合发展进程的加快，专业理论及学科体系日益成熟。近年来，医疗领域的发展逐渐将重心从围绕疾病的诊断和治疗，发展到以患者为中心的全流程健康服务，逐步实现向未来智慧医院转型。但目前，关于人工智能技术在医学影像学科建设管理及服务流程优化方面的探索仍然较少。本节将在阐明医学影像人工智能的基本理论基础上，以智慧导诊（intelligent guidance）优化影像检查服务为例，探讨这一融合趋势在改善医学影像服务流程方面的实践应用。

一、医学影像人工智能发展现状

（一）医学影像人工智能概念与概述

人工智能是以计算机科学为基础，由多种学科交叉融合，用以模拟、延伸及扩展人的智能，感知环境、获取知识并使用知识获得最佳结果的理论、方法、技术及应用

---

① 张惠茅，萧毅，洪楠，等.医学影像人工智能产业现状和发展需求调研报告［J］.中华放射学杂志，2019，53（6）：507-511.

的系统[①]。人工智能在发展历程上一共经历了三次浪潮：21世纪以前，以符号主义、连接主义为代表的两次发展浪潮分别因缺乏实用性和计算能力及应用范畴有限导致热度消退。2016年，一场"人机大战"在科技界引发了巨大的舆论漩涡，Google旗下DeepMind公司研发的人工智能机器人AlphaGo在围棋比赛中，成功战胜了世界冠军李世石。人工智能热潮席卷全球，成功迎来了第三次浪潮。超级计算机及大数据、云计算技术的成熟，为深度学习算法提供了发展所需的算力及海量数据。随即，人工智能的发展模式开始逐渐从"用计算机模拟人工智能"，转向"机器与人结合而成的增强型混合智能系统"。

近年来，人工智能逐渐成为各国及地区的关注焦点，如美国在2016年至2018年间，陆续制定了《国家人工智能研究和发展战略计划》《人工智能与国家安全》及《人工智能与国家安全：AI生态系统的重要性》等多项人工智能领域规划。2019年11月，新加坡政府宣布推出"全国人工智能策略"，大力推动人工智能技术在医疗等领域的应用。同样，为促进人工智能在各领域的广泛应用提供相应指引及导向，促使交叉学科健康发展、稳步前进，我国政府自2015年来相继出台与人工智能相关的多个政策及文件，如2017年公布的《新一代人工智能发展规划》等。

医疗人工智能意味着通过知识和/或数据密集型的计算机解决方案来预防、诊断和治疗疾病。医学影像学是人工智能在医学应用中最重要的方向之一，指基于计算机视觉技术的神经元数学模型，在多模态医学影像原始数据中不断学习并提取有效的组学特征，学习和模拟影像医生的诊断思维，进行特征挖掘、重新组合并进行综合判断的过程[②]。医学影像中的人工智能可以从算法和临床应用两个方面进行解读。

从算法角度上看，机器学习是人工智能的一个子领域，主要由传统的机器学习方法（如回归、决策树、随机森林等）和深度学习算法（如卷积神经网络等）组成，而深度学习又属于机器学习的一个子领域，是一种多层人工神经网络在大数据集中的识别模式，其基本结构组成为输入层和输出层各一个，隐藏层若干。

机器学习算法大致可分为有监督和无监督两种：有监督的机器学习方法基于先验知识（大量包含输入和所需输出标签的训练案例），而无监督的机器学习方法根据未被标记的未知训练样本解决模式识别中的各种问题。

---

① 陈智毅. 超声医学与人工智能 [M]. 科学出版社.2020.

② Mehta P，Bukov M，Wang C，et al.A high-bias，low-variance introduction to Machine Learning for physicists [J]. Physics Reports，2019，810：1-124.

从临床应用角度上看，人工智能在医学影像中通常用于图像分割（识别和分割感兴趣区域）、特征提取（提取图像上目标区域的形态学和纹理特征）和分类系统（疾病诊断、预后或疗效预测）[①]。

总之，人工智能在医学影像中的应用是一种优势互补，具有广阔的应用前景，同时也是整合医学影像的重要组成部分。将整合理念融入学科建设及教研工作中，这对医学学科的发展具有重大意义。而医学影像在整合医学理念的融合及践行方式上与传统的内、外、妇、儿等临床学科尚存在较大差异，缺乏可供借鉴的整合与发展经验，在新的整合体系中的角色定位往往难以明确界定。众多学者针对这一问题也提出了自己的看法，如2016年，美国医学会杂志 *JAMA* 中有学者发表观点认为，在人工智能时代的影像医生应该是"信息专家"，即影像医生不再以解读图片等信息为工作目标，而应该在人工智能处理后的数据中进行分析与整理[②]。编者团队也对此进行了进一步解读，影像医生在人工智能交叉学科中的角色定位应是"需求者、设计者和评价者"[③]。随着认知的深入，多数人都可以明确角色的定位及含义，但如何在实际工作中将角色代入仍是一个难点。

此外，整合强调的是一种主动性、有机性和结果导向性，这与无序的混合、被动的融合、有条件的结合存在本质上的不同。但在整合医学的潮流推动，医学影像与人工智能融合的发展现状下，学科交叉出现了不合理的混合现象，最终呈现出一系列"不合格"的成果产出。

医学影像的发展与高端技术、设备与人才密切相关。我国医学影像学科优势资源分配不均，高度集中在发达省域及一线城市。在整合医学的发展引领下，集各学科优势所长，将进一步扩大发展差距，而这种发展趋势与我们所倡导的"通过整合医学，解决医疗普及化要求与社会可供性之间矛盾"的医学初衷相悖。如何因地制宜将整合医学理念融入医学影像学科建设中，引导前沿医学影像合理、有序发展，是现阶段亟待思考与解决的问题。

---

① Xu L，Busch F，Adams L C, et al., Artificial intelligence in radiology and radiotherapy [J]. Onkologie，2024.

② Jha S，Topol E J. Adapting to Artificial Intelligence: Radiologists and pathologists as information specialists [J]. JAMA，2016，316（22）：2353-2354.

③ Chen Z. Holistic integrative biomedicine in 2022: riding the Wave in the right direction [J]. BIO Integration，2022，3（1）：1-2.

（二）医学影像人工智能的作用

全球人工智能市场规模正在不断扩大。截至 2023 年底，我国人工智能行业产业规模已接近 6000 亿元，其中以图像识别及语音识别为核心的模式识别市场规模占比最大，医疗人工智能发展态势持续上升。

深度学习是人工智能领域一种广泛运用的算法技术。主要包括框架、模型和平台三个部分。公开数据显示，深度学习热度排行前五的框架分别为 Tensor Flow、PyTorch、PaddlePaddle、Caffe、Keras。

基于深度学习的医学影像人工智能模型的优势主要有三个方面。一是让机器依托于海量数据进行自主学习，而不是采用公式拟合非线性方程，更符合问题实际情况；二是不同类型的样本均可在同一深度学习网络下进行训练，并个性化地产出不同拟合模型结果，普适性强；三是模型训练完毕后即可第一时间进行数据处理。

数据是医学影像人工智能实施的坚实基础，它是对医学影像学信息的一种形式化表现。除了医学影像的图像数据信息，还包括与之相关的标注等内容。此外，更高质量、更多数据及更完善的标准将会使模型的准确性及健壮性得到进一步的提升。

医疗关键数据的来源十分有限，事实上针对医学关键问题仅有部分医院和科研院所能获取相关的有效数据。并且，数据的质与量上也有所不足。例如，在一些影像设备厂家，操作员技术水平，患者的地域性、年龄等差异性较大的因素，都会影响获取数据的质量，进而影响医学影像人工智能的发展。

构建数据库成为解决这一问题的重要方法。例如，加利福尼亚大学建立的 Alzheimer's Disease Neuroimaging Initiative 数据库，美国国家癌症研究所建立的 LDC-IDRI 肺部影像数据库等。而我国在各级科技部门的大力支持下，以中国食品药品检定研究院构建的肺结节 CT 影像、糖尿病视网膜病变数据库建立了国内首个监管用的测试数据集，并制定和公布了国内首个数据标注专家共识。

医学影像人工智能的作用如下。

（1）影像成像流程的优化：在 AI 技术的辅助应用下，不必反复多次定位，可以对患者进行"一站式扫描"的影像学检查。如在胸部 CT 扫描检查中，南京大学医学院附属鼓楼医院的汪洋医师等通过人脸识别技术确定下颌骨下缘为扫描起始线，并开发了基于 V-Net 的肺部区域和边界识别的系统 U-HAPPY（unitedimaging human automatic planbox for PulmonarY），可进行胸部 CT 的自动定位及扫描[①]。一方面减

---

① Wang Y，Lu X，Zhang Y，et al.Precise pulmonary scanning and reducing medical radiation exposure by developing a clinically applicable intelligent CT system：Toward improving patient care [J].EBioMedicine，2020，.54：102724.

少了放射科技师的手动操作步骤，提高了工作效率；另一方面，对需反复多次扫描的患者进行扫描区域的精准定位，可降低因人工操作偏差带来的额外累积的辐射剂量。

（2）影像处理的优化：影像处理的优化与影像设备、图像质量、受检时间及辐射剂量均密切相关，在这些方面做到进一步的优化与改进符合临床应用的实际需求，可为患者带来更高质量的医疗服务体验。例如，MR 检查时间通常较长，需要受检者的良好配合，避免产生运动伪影影响诊断结果。目前，MR 扫描的加速上除了靠硬件性能提升外，还可利用成像序列加速技术。然而这些技术受限于人体生理承受阈值以及加速导致的图像质量下降问题。联合深度学习的图像处理办法或有助于克服现有技术缺陷，如突破压缩感知等技术难题，不仅可显著减少 MR 扫描时间，还可进一步提高图像信噪比和图像质量。

（3）实现辅助识别：在医学影像图像的识别与分析中，对靶器官的精准分割尤为重要。与传统图像分割方法相比，基于大数据分析的 AI 分割技术具有速度快、精准度高及泛化能力强等优势。基于全卷积网络对脑转移瘤病灶进行探测及分割，病灶探测准确率高达 100%。美国范德堡大学的 Huo 等人在此基础上进行了优化，提出的 SLANT 方法，可进一步缩短全脑解剖结构的分割时间并提高检测效能[1]。此外，除了实质性病变，结合 AI 技术还能实现对动脉瘤、管壁钙化等血管本身病变的识别。精准分割识别器官及病灶，可有效辅助影像医师对疾病的诊断，并增强科学研究的严谨性。

（4）智能分型分类：对病灶进行良恶性分型及疾病预后的预测具有重大意义。针对医学影像中存在"同病异影""异病同影"等难以诊断的情况，基于影像科医生的经验性判断，可能造成与病理结果或者观察者间的偏倚。因此，对病灶的分型分类也是目前医学影像人工智能的主要应用场景，采用 AI 技术可量化病灶状态，提取出肉眼无法观测到的特征信息，为病灶的定性、疾病预测及预后判断等提供更深层次的信息。

二、人工智能在医学影像中的应用

在医学影像领域，人工智能的应用日趋广泛，为临床诊断、治疗和管理带来了革命性的变革。以下是关于人工智能在医学影像创新应用的详细阐述，包括智能影像识别与分类、智能影像分析与诊断、智能图像处理及预处理以及辅助优化影像检查服务四个方面。

---

[1] Huo Y，Xu Z，Xiong Y，et al.，3D whole brain segmentation using spatially localized atlas network tiles [J]. Neuroimage，2019，194：105-119.

（一）智能影像识别与分类

智能影像识别与分类是人工智能在医学影像领域的基础应用之一。可通过深度学习等技术，自动识别和分类医学影像图像，这些技术的应用可显著提高医学影像图片的处理效率，减轻影像医生的工作负担。通过大量的医学影像数据"喂养"，AI可从中提炼影像病例特征，从中学习各种疾病的典型影像表现。当输入新的医学影像时，AI可以自动识别并分类出该影像所属的疾病类型。这种自动化的识别与分类过程不仅快速准确，而且可以避免人为因素导致的误诊和漏诊。

（二）智能影像分析与诊断

智能影像分析与诊断是人工智能在医学影像领域的核心应用之一。通过图像分割、边缘检测等方法，AI可以精确定位病变区域，并对其进行量化分析，可辅助医生作出更精准的判断，并为后续治疗方案的制订提供数据支持。

在具体应用中，AI技术可以辅助医生进行病变区域的识别和定位。通过图像分割技术，AI可以将病变区域与正常组织进行区分，并提取出病变区域的相关特征。这些特征可以包括形状、大小、密度、纹理等，有助于医生更深入地了解病情。同时，AI还可对收集的数据特征提取并进行量化分析，为医生提供更加准确的诊断依据。

此外，AI技术还可以基于大量的医学影像数据和相应的病理诊断结果，训练出诊断模型。这些模型能够识别各种疾病的典型影像学表现，作为可靠的辅助诊断，再结合医生的临床经验，则可显著提高疾病的诊断效率及准确度。

（三）智能图像处理及预处理

智能图像质量处理及预处理是人工智能在医学影像领域的另一重要应用。医学影像的质量对于疾病的诊断具有重要意义，但由于设备、技术等因素的限制，医学影像往往存在信噪比低、伪影等质量问题。智能图像质量优化技术可以通过自动去噪、增强、标准化等操作，提高医学影像的质量，为医生提供更加清晰、准确的诊断依据。例如，AI技术可以应用于图像去噪过程，通过训练模型实现自动去噪，可以有效地减少医学影像中的噪声干扰，提高图像质量；还可以实现图像的自动增强和标准化处理。通过神经网络的学习和优化，可以自动调整图像的亮度、对比度等参数，使不同影像之间具有相似的特征分布，更方便进行分类与诊断。

（四）辅助优化影像检查服务

AI不仅可通过深度学习、机器学习等技术提高医学影像诊断的准确率，还可以在医学影像检查服务流程优化中发挥作用。在医学影像检查服务中，AI 可以发挥以下作用。

预约管理：AI 系统可以根据医院的设备使用情况、医生工作安排以及患者的需求，自动进行影像检查的预约管理，避免患者长时间等待或设备空闲。

影像传输与存储：AI 技术可以构建智能医学影像数据库，实现医学影像数据的自动化存储、检索和分析。医生可随时查阅患者的历史医学影像资料，对疾病作出综合判断。

个性化导诊服务：为解决影像科室繁多、多项检查项目在医院楼层分布不同而导致的患者非医学检查时间延长、检查效率及患者满意度下降等问题，基于医疗 AI 和自然语言处理技术推出的影像智能导诊系统，将有助于为患者提供就诊引导，帮助患者高效、准确地完成就诊。

三、人工智能在医学影像中的整合实践探索——以智慧导诊优化影像检查服务为例

为提供更加便利和快捷的医疗服务，医疗机构越来越注重医院的信息化、智能化建设。《公立医院高质量发展促进行动（2021—2025 年）》提出，建设电子病历、智慧服务、智慧管理"三位一体"的智慧医院信息系统，完善智慧医院分级评估顶层设计。在传统的医学影像检查流程中，影像科室及患者常面临以下几个主要问题。

首先，多种医学影像检查存在先后次序，不同医学影像检查的特性存在差异，如消化系统的医学影像检查往往需要空腹，一般要求优先检查；膀胱超声检查需要提前憋尿；而妇科超声检查（经阴道）需要排空膀胱。

其次，排队等候检查成为常态。医学影像检查往往存在较多的非医疗等待时间。如患者检查前一般需要在检查科室进行排队等待，叫号后可进入检查室进行检查；而如果提前预约，也需要在登记台签到后排队待检；人流高峰期时，导诊台人群聚集、秩序混乱；不同影像检查时长不一致，如 CT、MRI 等检查时间较长，而 X 射线、普通超声的检查时间相对较短。若患者同时需要做多项检查，而不了解不同检查间的候诊情况，可能导致院内各影像科室检查人流不均、部分资源空转。

再次，报告获取及报告后咨询困难。大多数医学影像科室注重检查及候诊流程的有序性，对于患者报告获取及咨询复诊缺乏良好的流程管理。患者对报告上的内容解读不清、存在疑问时，难以获得有效、专业的解读和沟通。

最后，患者对于影像检查常识性问题不熟悉。空腹、禁食禁水、排便、排空膀胱、

有无性生活、有无怀孕、有无体内金属移植物、有无药物过敏等，这些是常见的影像学检查注意事项。如缺乏有效引导，可能导致检查时间及等候时间延长。尽管临床医师及影像检查医师具有详细告知患者及询问病史的职责，但仍然存在患者理解不到位、漏告知、漏询问的情况，存在潜在的弃检及医疗安全事故风险。

人工引导结合指示牌引导是大多数影像科室解决上述问题的方法，但往往耗费大量的人力仍达不到良好的效果。"智慧导诊"属于多种人工智能技术集成系统，可通过结合不同的智能模块以优化检查流程、提高诊断效率，为医生和患者带来更加便捷的医疗体验，已经逐渐在许多医院的分诊分流中发挥重要作用。下面重点介绍智慧导诊在医学影像检查流程中的应用，包括智能影像检查导诊的设计思路、应用价值及功能用法。

（一）智慧导诊基本概述

智慧导诊的系统是基于医疗大模型、知识图谱、人机交互知识，帮助患者找医院、找科室、找医生，解决"知症不知病""知病不知科""挂错号"问题，并根据病情分级导流，助力分级诊疗。支持通过语音、文字、图片等多种方式与患者进行沟通，了解病情；基于医学知识图谱和医疗大模型，深度联想和推理场景问题；对问答过程中监测到的异常信息给予自动提醒；根据病情级别，分级推荐医院科室；收集症状信息，快速形成结构化病历；帮助患者节约时间实现快速就诊，提升就医体验。智慧导诊的特点如图5-17所示。

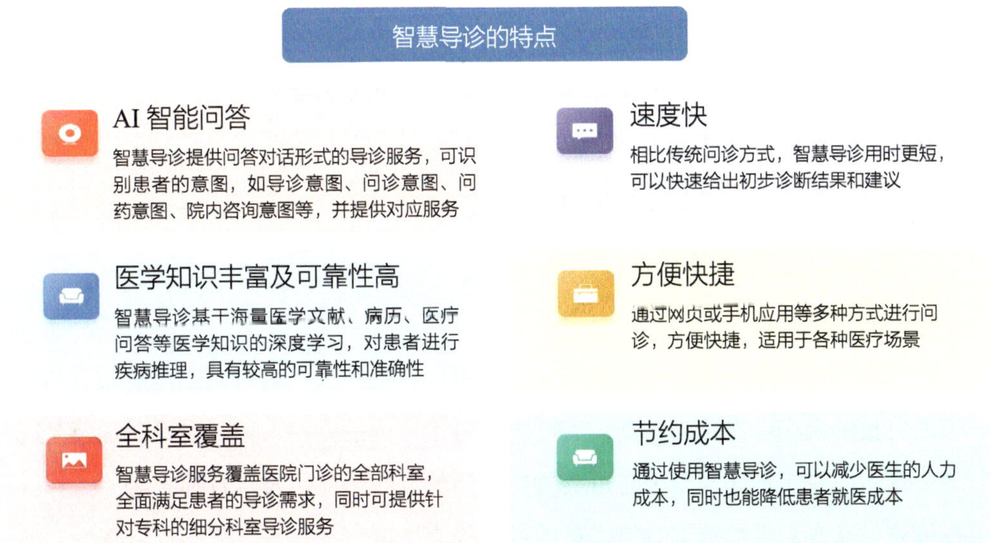

智慧导诊的特点

AI 智能问答
智慧导诊提供问答对话形式的导诊服务，可识别患者的意图，如导诊意图、问诊意图、问药意图、院内咨询意图等，并提供对应服务

速度快
相比传统问诊方式，智慧导诊用时更短，可以快速给出初步诊断结果和建议

医学知识丰富及可靠性高
智慧导诊基于海量医学文献、病历、医疗问答等医学知识的深度学习，对患者进行疾病推理，具有较高的可靠性和准确性

方便快捷
通过网页或手机应用等多种方式进行问诊，方便快捷，适用于各种医疗场景

全科室覆盖
智慧导诊服务覆盖医院门诊的全部科室，全面满足患者的导诊需求，同时可提供针对专科的细分科室导诊服务

节约成本
通过使用智慧导诊，可以减少医生的人力成本，同时也能降低患者就医成本

图 5-17 智慧导诊的特点

（二）智慧导诊系统设计思路

医学影像检查智慧导诊系统的设计理念是为进一步规范医院影像检查工作，确保检查工作的顺利实施与开展，在医学影像检查数据服务端的基础上，利用患者手机定位与各诊室已设置的地图识别点相整合，并将平台服务、手机服务、终端服务、自助服务、呼叫服务等模块深度联合，以最终实现受检人群的快速分流及智能化管理。就诊患者可通过本系统学习各种影像检查的科普知识，为有针对性地做好影像检查及临床就诊提供信息支持。系统管理人员可通过每天受检人数、受检项目及受检时间进行合理科学规划，并结合医院系统进行相应的健康管理及随访管理等工作安排。相关操作人员可及时记录在医学影像检查过程中不断产生的数据信息，并加以分析进行模型测算与优化。

（三）智慧导诊系统架构

这里参考部分网上医院和一些门诊智慧导诊系统的设计，对影像检查智慧导诊系统进行架构的构思与总结。智慧影像检查导诊系统整体架构设计共分为四层，从下至上分别为感知层、网络层、数据层和应用层。感知层即受检者通过医院自助服务设备或手机端进行线上导航、查询、预约等服务，完成受检前的登记预约及受检患者信息数据的收集等准备工作。网络层即在受检者数据采集完毕后，通过专用网络接口，将影像数据传输至数据层。数据层则负责接收大量影像数据，在一系列脱敏策略的应用下，实现数据脱敏并达到隐私保护的目的，随后进行安全数据的存储、分析、共享与交换工作，最后将安全数据推送至应用层。应用层即实现影像智慧导诊各个模块的功能，如医学影像检查导诊、科室导诊、诊室导诊、叫号管理等功能。并且在整体的系统构建中，每个功能模块均可独立运行。确保在某个模块意外失灵的情况下，可将功能转移至其他模块，最终保证系统服务的正常运行[①]。

（四）系统功能模块设计

1. 总控模块

一方面可提供各医学影像检查诊室的数据，以便在后台进行数据汇总及分析。另一方面可提供现场可视化态势图，实时监控各诊室内的受检人数、受检时长及是否报到等信息；同时应对突发事件时可支持广播播放、终端显示及语音播报等。工作人员可在诊查信息查询界面查询参检人员的各项检查进度详细信息，包括患者档案、已检

---

① 王松山.医院网上服务系统的设计与实现［J］.电子技术与软件工程，2022（10）：223-226.

项目、未检项目等，通过查看检查记录及项目信息，可对第二天的导诊业务进行布局与安排，及时调整检查流程等。

2. 智慧导诊模块

该模块包括科室导诊、诊室导诊及项目导诊三部分。科室导诊主要是对医学影像科室的基本信息进行配置，包括必要的位置信息等；诊室导诊配置诊室基本信息；项目导诊配置项目检查信息，具体包含影像检查类型（X射线、超声、CT等）、所属科室、检查耗时等信息。在整个导检过程中，设置项目及区域优先规则。项目优先规则是通过设置各区域、各科室及诊室的优先检查规则，将患者优先安排到相应位置进行检查，以节省患者就医时间。而科室优先规则，即不同科室检查也设置了优先级，例如，空腹B超检查优先于CT检查，导诊系统则优先安排患者到超声科排队待检，以最大限度地减少患者往返排队和因等待时间过长而出现弃检等情况。

3. 叫号管理模块

该模块包含叫号优先、自动过号、叫号过号等功能。医生用PC端软件呼叫器（客户端/服务器架构）可进行多项操作。叫号优先支持特定情况叫号，并可配置设备或医生异常时可平移队列与转移检查。自动过号功能支持过号患者重新规划路径等操作，保证医学影像检查有序进行。

4. 医生管理模块

该模块用于实现人员维护与日志查询。用主控软件在Web服务端进行操作。人员维护涉及影像科室医护人员信息与登录密码，医生信息录入等多项，医生编码必填且唯一；医生职称多样，需中级职称以上的主检医师与质量管理人员进行质控管理；日志查询可检索医务人员操作明细，便于数据监管与溯源，异常情况可主动查询补采数据。

5. 线上导诊模块

该模块可帮助患者在医学影像检查过程中进行自助导诊，可通过手机端录入医学影像检查单编号或扫描影像检查单编号二维码，在手机端实现智能导航服务，引导患者找到相应的影像检查室。微信提醒主要用于检查过程中的叫号服务，患者通过手机微信导入受检信息后，手机微信端实时更新受检队伍等情况，提醒患者高效有序地完成对应检查项目，也能更合理地安排诊室的医学影像检查顺序。

智慧导诊系统可以辅助医院工作人员进行管理，在上述多方面有着智能化、一体化、可视化程度高和设计人性化等优势，是优化体检流程、减少等候时间的良好的服务保障平台。

（五）智慧导诊系统的应用价值

1. 自动分诊功能

智慧导诊系统可以根据患者输入的病情、症状等信息，结合大数据和 AI 技术，简化患者受检流程，提高患者受检效率，从而提高患者满意度。系统内置规则优先模块，按照设定的规则进行排列，如区域优先、空腹优先等，可支持该部分患者优先到相应科室进行项目检查。同时引导患者优先到排队等待时间少及路径更短的诊室进行检查，无须过多的人工指引及干预，即可为就诊患者提供优质、便捷的体检服务（见图 5-18）。

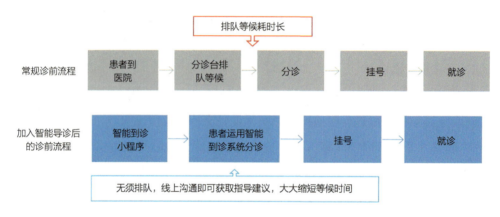

图 5-18　智慧导诊系统优化就诊流程

2. 检查指导功能

系统可根据当天的受检人数、受检项目及受检时间等情况进行智能分析运算，提高患者的检查效率。同时，当前检查结束后，系统会自动更新下一步的检查科室、排队人数、估算等待时间等基本信息，为患者安排最便捷的医学影像检查方案。通过提供详细的检查指导，包括检查前的准备、检查过程中的注意事项等，帮助患者更好地配合完成医学影像检查，减少因患者操作不当导致的检查失败或重复检查情况的出现（见图 5-19）。

3. 结果解读功能

智慧导诊系统内置智能化模型，可实现对医学影像检查结果的自动解读和分析，提取出病变部位和特征，为医生提供疾病诊断的依据。

4. 预约管理功能

智慧导诊系统可以帮助医院实现医学影像检查的预约管理，根据患者的需求和医院的资源情况，自动分配合适的检查时间和设备，实现医疗资源的合理利用，提高医院整体运营效率。同时，为做好检查管理等工作，管理人员在适当时刻可查看后台运行情况，若有问题需第一时间进行干预，如在检查高峰期辅助疏导需检查的人员，保障医学影像检查工作的顺利开展。

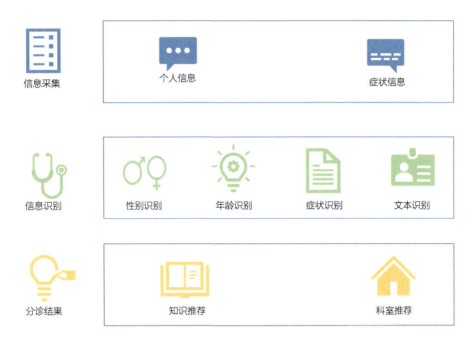

图 5-19 智慧导诊系统推荐科室

　　总而言之，数字技术的融入不仅提高了医学影像的精度和效率，还使得医疗服务的获取更加便捷和高效。以数字化技术赋能医学影像革新发展，将推动医学影像向更加高效、精准、个性化的方向发展，也能为医疗服务质量的提升和患者健康福祉的改善作出更大、更长远的贡献。